ここまでできる
ケロイド・肥厚性瘢痕の予防と治療

著　小川　令
日本医科大学形成外科学教室　主任教授

謹 告

本書に記載されている事項に関しては，発行時点における最新の情報に基づき，正確を期するよう，著者・出版社は最善の努力を払っております．しかし，医学・医療は日進月歩であり，記載された内容が正確かつ完全であると保証するものではありません．したがって，実際，診断・治療等を行うにあたっては，読者ご自身で細心の注意を払われるようお願いいたします．

本書に記載されている事項が，その後の医学・医療の進歩により本書発行後に変更された場合，その診断法・治療法・医薬品・検査法・疾患への適応等による不測の事故に対して，著者ならびに出版社は，その責を負いかねますのでご了承下さい．

序文

『ここまでできる ケロイド・肥厚性瘢痕の予防と治療』は，形成外科や皮膚科の医師だけでなく，すべての医療関係者にご一読頂きたいと思っている本です。

傷あとで悩んでいる患者さんは我々が想像する以上に多いのが現状です。外傷や熱傷はもちろん，あらゆる手術によって傷あとはできます。今までは「命が助かったのだから傷あとは我慢して下さい」とか「体質ですから仕方ありません」，また「自然に良くなりますので気にしないように」などと説明されてきました。しかし，時として傷あとは炎症を持ち続け，ケロイド・肥厚性瘢痕になり，患者さんは痛みや痒みで眠れない日々を送ることになってしまいます。

ここ10年で傷あとの研究は飛躍的に進みました。ケロイド・肥厚性瘢痕の悪化因子や原因の一部がわかってきたことにより，今まで難しかった治療ができるようになってきたのです。さらに，手術や放射線治療，副腎皮質ホルモン剤などでケロイド・肥厚性瘢痕を完治させることができるようになりました。ケロイド・肥厚性瘢痕を予防し，ひとたび発症したら，有効な治療を早く開始することで，患者さんの生活の質(Quality of Life：QOL)を改善することができます。

長い間，医療は"命を助ける"ことが目的となっていました。がん治療もそのひとつです。しかし，昨今の目覚ましい医療技術の発達のおかげで，日本では平均寿命が男女ともに80歳を超えています。このような時代にこそ重要性を増してきたのは，"いかにQOLを高められるか"という命題です。今こそ，医療従事者が傷あとに注目し，積極的に治療に取り組むべきときが来たのです。

この本をお読み頂くと，昔は難しかった傷あとの治療がここまで進んだのか，ということをご理解頂けると思います。患者さんのQOLを高めるために，読者の皆様とともに頑張っていければと願っております。最後に，本書の企画から出版までご尽力頂いた日本医事新報社の磯辺栄吉郎さんに心より御礼申し上げます。

2019年2月　著者

目次

I 総論 — 1

1. ケロイド・肥厚性瘢痕とは — 2
2. ケロイド・肥厚性瘢痕のリスク因子 — 8
3. 見逃してはならない別の疾患 — 15
4. 診断・治療方針 — 17

II 治療法各論 — 23

1. 内服薬 — 24
2. 外用薬 — 28
3. 注射薬 — 34
4. 安静・圧迫・固定療法 — 37
5. 手術治療 — 43
6. 放射線治療 — 57
7. レーザー治療 — 60
8. メイクアップ治療 — 64

III 診療科各論　67

- **1** 皮膚科──ざ瘡関連のケロイド・肥厚性瘢痕　68
- **2** 小児科──BCG関連のケロイド・肥厚性瘢痕　72
- **3** 消化器外科──腹部・内視鏡手術関連のケロイド・肥厚性瘢痕　77
- **4** 心臓血管外科──前胸部・心臓血管外科手術関連のケロイド・肥厚性瘢痕　86
- **5** 呼吸器外科──側胸部・呼吸器外科手術関連のケロイド・肥厚性瘢痕　95
- **6** 産婦人科・泌尿器科──下腹部・帝王切開や内視鏡関連のケロイド・肥厚性瘢痕　102
- **7** 乳腺科──乳腺外科手術関連のケロイド・肥厚性瘢痕　109
- **8** 耳鼻科・頭頸部外科・甲状腺外科──耳・頸部・頭頸部がん関連のケロイド・肥厚性瘢痕　116
- **9** 整形外科──関節・整形外科手術関連のケロイド・肥厚性瘢痕　122
- **10** 手外科──前腕・手外科手術関連のケロイド・肥厚性瘢痕　129
- **11** 形成外科・再建外科・美容外科──全身の瘢痕　136

索引　146

I
総論

I 総論

1 ケロイド・肥厚性瘢痕とは

1. ケロイド・肥厚性瘢痕治療の現状

　傷あとが赤く盛り上がる状態はなんとなく「ケロイド」と診断され，「体質ですので治療は難しいです」と説明される。また，このような傷あとを比較的多く診る機会がある皮膚科や形成外科でも「ステロイドの注射やテープしか治療方法はありませんが，それほど効果は期待できません」と説明される。このような状況が今も多々見受けられる。その原因は，ケロイドや肥厚性瘢痕の発症機序や病態において不明な点が多くあったからである。

　しかし，ケロイド・肥厚性瘢痕における基礎研究・臨床研究は近年飛躍的に進んでおり，今まで原因不明とされてきた事象が明らかになりつつある。多くの医師が「ケロイドは完治できない」と考えてきたが，現在では「完治できる」疾患となった。

　さらに，専門的な加療ができる施設だけでなく，患者がまず訪れる診療所でもいろいろと一次的な治療が可能であり，医師は患者に対し「治療する方法がある」と自信を持って伝えることができる時代となった。

2. ケロイド・肥厚性瘢痕の原因

　ケロイド・肥厚性瘢痕は皮膚の傷や炎症から生じる。ときどき，何もないところから突然ケロイド・肥厚性瘢痕が発症することがあるような印象を持つ患者もいるが，その多くは毛包炎やざ瘡といった毛包の炎症が原因である。ケロイド・肥厚性瘢痕は真皮網状層の創傷治癒過程の異常であるため，真皮浅層までの浅い擦過傷などの傷からは発症しない。特に多い原因はこれら毛包炎やざ瘡であるが，そのほか，上腕のBCG注射，耳垂のピアス，胸部や腹部の手術，熱傷，帯状疱疹，クラゲ刺傷（図1〜3）などの皮膚疾患からもよく発症する。

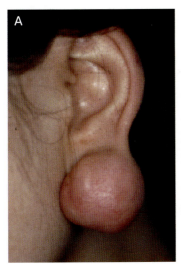
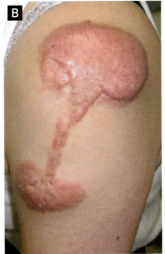
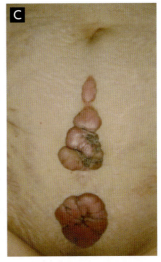
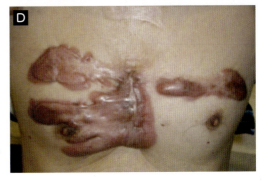

図1 様々な部位の典型的なケロイド

A：耳垂部，B：上腕部，C：下腹部，D：前胸部
毛包炎やピアス孔など小さい傷から，大きな病変になるのがケロイドである。

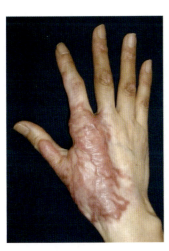
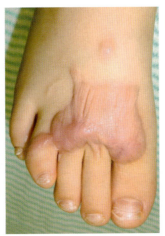
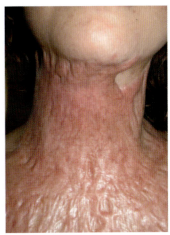

図2 様々な部位の典型的な肥厚性瘢痕

熱傷による肥厚性瘢痕であるが，熱傷部位だけで創が赤く隆起する。しかし，ここから創を超えてケロイドになることもあり，ケロイド・肥厚性瘢痕の区別は明確ではない。

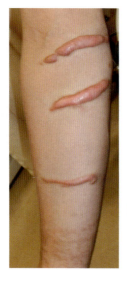

図3 | クラゲ刺傷による前腕の肥厚性瘢痕

クラゲ刺傷は刺胞によって局所に線状の傷ができ，炎症が長く続きやすいため，細長いケロイド・肥厚性瘢痕を発症することがある。

3. 創傷治癒とケロイド・肥厚性瘢痕

真皮網状層に傷ができ，創傷治癒過程が開始されると炎症が起こり，血管新生や膠原線維の産生などが惹起される。通常は減弱していく炎症が続いてしまう状態をケロイド・肥厚性瘢痕と言う。真皮網状層で炎症が持続し，血管新生や膠原線維の産生が持続するため，赤く隆起した病変となる(図4)。

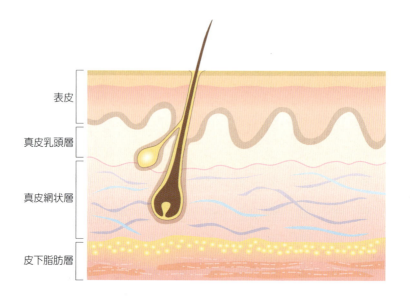

図4 | 正常皮膚の構造

ケロイド・肥厚性瘢痕は真皮網状層で炎症が持続し，真皮網状層が厚くなる。

浅い部分の表皮と真皮乳頭層では，患者が掻き壊したりしない限り炎症はごく軽度であるため，ケロイド・肥厚性瘢痕は「真皮網状層の慢性炎症性疾患」と考えることができる。この炎症は，皮膚に強い緊張がかかる部位であるといった局所的な条件や，妊娠していて血中のエストロゲン濃度が高いといった全身的因子によって悪化することがわかってきた。

4. ケロイド・肥厚性瘢痕の病理学的特徴

　従来，臨床的にも病理組織学的にもケロイドと肥厚性瘢痕は似て非なる疾患であると考えられてきた。多くの臨床の教科書には，両者とも赤く隆起する瘢痕であるが，ケロイドは創の範囲を超えて広がる瘢痕であり，肥厚性瘢痕は創の範囲にとどまるものである，と記載されている。一方，病理組織学的には硝子化した太い膠原線維束が認められればケロイド（図5），認められないかもしくは少量であれば肥厚性瘢痕と診断されてきた。

　しかし，臨床診断と病理組織診断は常に一致するわけではなく，臨床的に両者が混在しているような中間的病態が多々ある。さらに，ケロイドに特徴的な硝子化した膠原線維は，常に肥厚性瘢痕に特徴的な真皮結節と呼ばれる膠原線維塊の周囲に出現するため，ケロイドと肥厚性瘢痕は炎症の強さや持続時間の違いによって病勢の違いが生じている，区別が明確でない連続した病態であることが示唆されている（図6）。ただし，臨床的には弱い炎症である肥厚性瘢痕は比較的治療が容易で，強い炎症であるケロイドは治療が比較的困難とされることから，その治療方法も異なり，臨床的な目安という意味ではケロイド・肥厚性瘢痕という区別はわかりやすい。

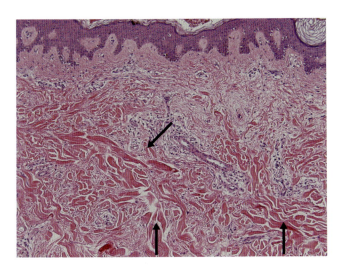

図5｜典型的なケロイドの病理組織像

真皮網状層に硝子化した太い膠原線維が出現している。これが炎症の強さを表しており，病理学的なケロイドの診断基準となっている。

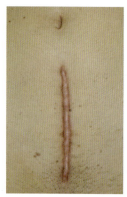 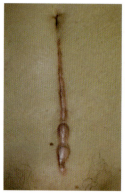 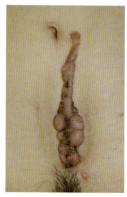 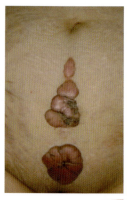

真皮結節と硝子化した膠原線維の量
※真皮網状層で持続する炎症の強さ／持続時間が異なる

図6｜肥厚性瘢痕とケロイドの違い

図では左端が典型的な肥厚性瘢痕，右端が典型的なケロイドだが，実際にはその中間的病変が多い．炎症の強さや持続時間により，ケロイド・肥厚性瘢痕の外観が変わるが，炎症が弱いものを肥厚性瘢痕，強いものをケロイドと考えるとよい．

5. ケロイド・肥厚性瘢痕の未解決問題

1）人種

ケロイドは，黒人に多く，白人に少なく，黄色人種はその中間であると考えられている（図7）．メラノサイトの関与を示唆する論文も散見されるが，人種差の詳細はまだわかっていない．高血圧や，子宮筋腫などの線維性疾患が黒人に多い事実などが発症や悪化に関与している可能性もある．

2）生物種

ケロイドはヒト以外にできないのが特徴である．イルカにもできるという説があったが，

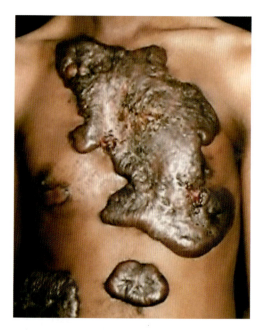

図7｜黒人のケロイド

日本人では稀な重症度のケロイドを発症することがあり，遺伝因子や環境因子などが研究されつつある．

現在ではこれはロボミコーシスという真菌症による肉芽種であることがわかっている。ヒトとDNAが近いサルにも発症しない。一方，肥厚性瘢痕に関しては，マウスやブタの皮膚に物理的刺激（張力の負荷）を加えると発症するという報告がある[1]。動物モデル作成が困難な理由のひとつとして，動物は創傷治癒がヒトと比べてきわめて速いこと，すなわち真皮で慢性炎症を起こすのが困難であることが挙げられる。また，ケロイド・肥厚性瘢痕の原因である真皮の構造がヒトと異なる，などの理由も考えられる。

3) 遺伝

ヒトにおいては，ケロイドも肥厚性瘢痕も家族内発症が知られているが，その遺伝因子はいまだ解明されていない。ただし，親がケロイド・肥厚性瘢痕を持つからといって，必ず遺伝するというわけではないため，局所だけの問題もあると考えられる。過剰に患者を心配させてはならないが，近親者にケロイド・肥厚性瘢痕を持つ者がいれば，予防および早めの対処を心がけるように伝えるとよい。

◆ 文 献 ◆

1) Aarabi S, et al:Mechanical load initiates hypertrophic scar formation through decreased cellular apoptosis. FASEB J. 2007;21(12):3250-61.

Ⅰ 総論

2 ケロイド・肥厚性瘢痕のリスク因子

1. ケロイド・肥厚性瘢痕の局所因子

　　　　小児期からケロイドを発症する患者がある一方，高齢になって初めて手術創からケロイドを発症する患者がある。これらの違いが，最近の研究により明らかになりつつある。

　　　局所要因で重要な因子は，①創傷の深さ，②創傷治癒にかかる時間，③創傷の部位（真皮にかかる張力）である。

1）創傷の深さ

　　　　ケロイドや肥厚性瘢痕は，表皮や真皮乳頭層はわずかな炎症所見のみであり，真皮網状層において膠原線維，血管，神経線維，線維芽細胞の増殖，炎症細胞浸潤などが認められる。すなわち，ケロイドや肥厚性瘢痕は真皮網状層の創傷治癒機転の異常によって生じることが推察される。

　　　事実，ヒトのボランティアによる臨床研究において，創が深くなるにつれ肥厚性瘢痕を生じるというデータが報告[1]されており，臨床的にも擦過創程度の浅い創傷からはケロイド・肥厚性瘢痕は生じない。脂肪吸引などで脂肪層側から真皮を損傷した場合でも，ケロイド・肥厚性瘢痕が生じることがある。よって，表皮の損傷が伴わなくても発症する。

2）創傷治癒にかかる時間

　　　　熱傷創において，3週間を超えても上皮化しなかった創の70％に肥厚性瘢痕が生じるという報告[2]がある。創傷治癒の遅延は，ケロイドや肥厚性瘢痕発症のリスクになることが示唆される。すなわち，炎症の遷延はリスクとなる。

　　　よって，傷はすばやく上皮化させて治療することがケロイド・肥厚性瘢痕の発症予防に必要であることがわかる。浅い傷でも感染を生じて炎症が波及し，傷が深くなればケロイド・肥厚性瘢痕を発症するリスクが高まる。

3) 創傷の部位

　創傷の部位に関しては，ケロイドは前胸部や上腕－肩甲部，下腹部など，皮膚に強い張力がかかる部分（手術でメスを入れると皮膚が大きく開く部位），日常動作に伴い強い力で皮膚が伸展・収縮を繰り返す場所にできやすい。一方，頭頂部や前脛骨部など，皮膚が動かない場所はケロイドの非好発部位である。上眼瞼も非好発部位であるが，強く開眼・閉眼しても皮膚は弛緩した状態である（図1）。

　この原因として，近年最も注目されているものが，張力などの物理的刺激である。筆者らのコンピュータシミュレーションによる研究において，ケロイドの特徴的な蝶型・ダンベル型・カニ爪型といった形状が，張力の分布と密接に関連していることが明らかとなった（図2）[3]。張力の強い部分で炎症が増強・持続し，毛細血管の増生や膠原線維の過剰増生・蓄積が生じ，逆に力が減弱する中央部分において発赤・隆起が減少して成熟瘢痕化することが示唆された。

　物理的刺激は，皮膚に種々の影響を与えることがわかっており，これらを研究する学問領域がメカノバイオロジーである。昔から「傷は安静にしたほうがよく治る」と言われてきた理由がこれである。ケロイド・肥厚性瘢痕の発症リスクを少しでも減らすには，できるだけ傷を早く治すことが必要であり，運動を控える，傷を動かさないことを指導するとよい。

　しかし実際，創傷治癒が遅延してもケロイド・肥厚性瘢痕を生じにくい人もいれ

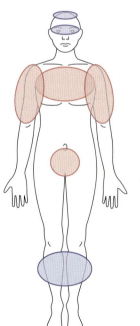

好発部位（赤色）
- 前胸部
- 上腕―肩甲部
- 下腹部

非好発部位（青色）
- 頭頂部
- 上眼瞼
- 前脛骨部

図1　ケロイドの好発部位と非好発部位

手術やピアスなど人為的な傷からできたものを除くケロイドの好発部位。多くはざ瘡など毛包の炎症から生じ，前胸部が約50％を占める。一方，日常の動作でほぼ皮膚が動かない頭頂部や前脛骨部からケロイドが発症することはまずない。

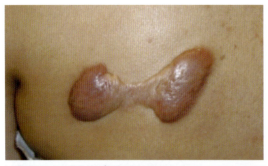
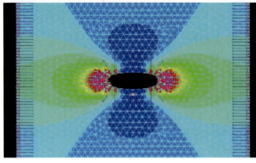

図2 | ケロイドにかかる力のコンピュータシミュレーション

ケロイド周囲皮膚を水平方向に伸展すると，辺縁部に張力の高い部位が生じる。実際のケロイドではこの張力の高い部位で炎症が持続し，引っ張られる方向にケロイドが増大することが示された。
(文献3より引用)

ば，創傷治癒が比較的円滑に進行したようにみえてもケロイド・肥厚性瘢痕を生じる人もいる。耳垂など物理的刺激の関与は少ないが，ピアス刺入によってできた創傷から大きなケロイドができることもある。これを理解するためには「体質」を考えなければならない。

2. ケロイド・肥厚性瘢痕の全身的因子

1) 妊娠

　ケロイド・肥厚性瘢痕はいろいろな全身的因子により悪化する。ケロイドが妊娠で悪化することは経験的に知られてきた。血管腫も同様に妊娠時に悪化することが知られており，局所の血流増加（妊娠32週で30～50％の血液量の増加）や，妊娠中に増加するエストロゲン・プロゲステロンなどの性ホルモンによる血管拡張作用あるいは毛細血管の増殖が原因と考えられる。

　また，ケロイド患者が子宮筋腫や子宮内膜症で偽閉経療法を受けると，その炎症が軽減し，痒みなどの自覚症状だけでなく，隆起や赤さなどの他覚症状も軽快して成熟瘢痕になっていく。

　妊娠中から既にケロイド・肥厚性瘢痕がある患者では，妊娠後期の副腎皮質ホルモンテープ剤による治療でいかに悪化させないかが鍵となる（☞Ⅱ章-2 図1）。

2) 飲酒・入浴・運動

飲酒や入浴，運動後にケロイド・肥厚性瘢痕の疼痛を訴える患者は多い。これには血管拡張や血流速度の上昇などが関与していると考えられる。よって，過剰な飲酒や長時間の入浴は避けるべきであろう。

3) 高血圧

筆者らは，大きなケロイドを有する症例や数が多い症例では，高血圧の合併が多いことを統計学的に示した[4]。また，若年発症のケロイド患者では血管内皮機能が低下していることが統計学的に多いことも報告した[5]。高血圧患者では動脈硬化により血管抵抗が増強し，水の出るホースを指でつまんだように血流速度が上昇する。

ケロイドの悪化や発生には，このような血行動態の変化に加え，血管内皮機能の低下などの要因が複雑に関与していることが示唆されている。真皮網状層で続く「慢性炎症」が制御できにくくなっている病態が考えられる。これらは後天的な因子だけでなく，若年発症例においては，血管内皮機能の低下に関わる何らかの先天的な因子が関与している可能性も示唆される。

4) 糖尿病

糖尿病においても血管内皮機能は低下する。糖尿病とケロイド発症の関連性の検討では，統計学的に因果関係は認められなかった[6]。しかし，糖尿病患者におけるケロイド・肥厚性瘢痕は，張力の方向と関係なく，正常皮膚に漫然と炎症が増大していく外観を呈し，正常皮膚との境界が不明瞭になりやすい傾向にある。糖尿病が重症になってしまうと，ケロイド・肥厚性瘢痕を発症するどころか，傷が治癒せず，難治性潰瘍を発症する。

5) 炎症性サイトカイン

さらに筆者らは，キャッスルマン病を発症し，もともとあったケロイドが悪化した症例を経験した。キャッスルマン病では，全身のリンパ腫によって血中のインターロイキン6の濃度が上昇するが，このように炎症性サイトカインが全身的に上昇すると，ケロイド・肥厚性瘢痕が悪化したり発症したりするリスクが高くなることが示唆された。

重度の熱傷や外傷などでは，通常は肥厚性瘢痕を生じない植皮のために浅く採取した皮膚の採皮部などから肥厚性瘢痕を生じる症例を経験する。これも全身的なサイトカインストームに加え，全身に微弱な慢性炎症が生じ続けるためであると推察される。

3. ケロイド・肥厚性瘢痕の遺伝的因子

1) 家系

親子で重症のケロイドが遺伝したり，母娘ともに帝王切開の術後創が肥厚性瘢痕になっていたりする症例がある。ただし，前述したように，親がケロイド・肥厚性瘢痕を持つからと言って，必ず遺伝するというわけではない。局所だけの問題もあると考えられ，過剰に患者を心配させてはならないが，近親者にケロイド・肥厚性瘢痕を持つ者がいる場合は，予防および早めの対処を心がけるように伝えるとよい。

2) 人種

人種では，黒人にケロイドができやすく，白人にはできにくいことが知られている(☞Ⅰ章-1 図7)。よって，何らかの遺伝的因子の関与が推測される。黒人に高血圧が多いという事実や，黒人は子宮筋腫などの線維性疾患を発症しやすいことも関連している可能性がある。

2010年に，ゲノム上の4領域の一塩基多型(single nucleotide polymorphism；SNPs。体質の要因を生む原因のひとつ)とケロイド発生の関連性が報告された[7]。

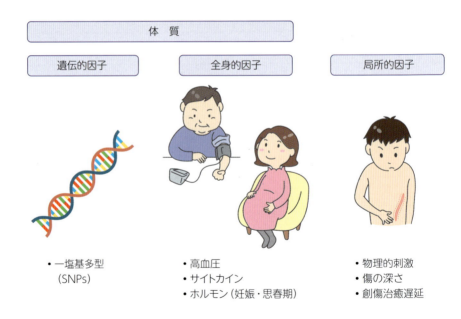

図3 | ケロイド・肥厚性瘢痕を悪化させる因子

ケロイドになりやすいいわゆる「ケロイド体質」とは，単に体質がある・ないと区別できるものではない。ケロイド・肥厚性瘢痕の重症度には，遺伝的因子を持っている人，高血圧がある・妊娠しているなど特殊な状態の人，傷の局所状態が良くない場合など種々の要因が複雑に関与している。ケロイド体質とは「ケロイド・肥厚性瘢痕ができやすくなっている状態」と考えるべきである。

筆者らも204症例においてケロイドの重症度をスコアリングし，重症度とこの4領域の相関関係を調べ，1領域が相関関係にあることを示した。しかし，この4領域が病態にどのような関与をしているかは今後の検討課題のひとつである。

4. 患者への説明

　ケロイド・肥厚性瘢痕は，早期診断・早期治療が大切である。どれほどのケロイド体質があっても，遺伝的因子を持っていても，ざ瘡や傷をこまめにすばやくケアすれば，傷あとを最小限に管理することが可能である。一方，体質がなくても，ざ瘡や傷を間違った治療で悪化させてしまえば，ケロイド・肥厚性瘢痕を発症する可能性が高まる。傷あとを気にして来院される患者はいろいろなリスク因子を持っていて，人それぞれである（図3，4）。

　「私はケロイドの体質があるのでしょうか？」という質問に対しては，「体にいくつかの目立つ傷あとがあれば，体質がある可能性は高いです。でも心配しすぎる必

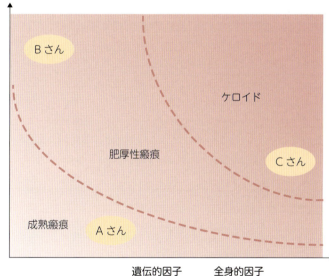

図4 ｜ ケロイド・肥厚性瘢痕患者の分布

傷を持つすべての患者は，この図のように分布している。たとえば，もともと高血圧もなく全身的因子が少ないAさんは，傷が早く問題なく治癒すれば，炎症のないきれいな傷あと（成熟瘢痕）を生じる。しかし，同じく全身的因子も遺伝的因子も少ないBさんでも，毎日歩くことで皮膚が引っ張られる場所（膝など）に傷ができ，治癒するまでに時間がかかると肥厚性瘢痕を発症することがある。遺伝的因子あるいは全身的因子がもともとあるCさんは，少し傷の治りが悪かったなどの局所的因子が上昇すると，炎症の強いケロイドを発症することとなる。

要はありません。日頃から怪我などに気をつけ，手術を受けるときなどはケロイド・肥厚性瘢痕ができないように，副腎皮質ホルモンテープ剤などで予防することも可能です。また，いったんケロイド・肥厚性瘢痕ができたら，早くから治療すれば良くなるまでの時間も短くなります」と説明するのがよい。

◆ 文 献 ◆

1) Dunkin CS, et al：Scarring occurs at a critical depth of skin injury：precise measurement in a graduated dermal scratch in human volunteers. Plast Reconstr Surg. 2007；119(6)：1722-32.
2) Deitch EA, et al：Hypertrophic burn scars: analysis of variables. J Trauma. 1983；23(10)：895-8.
3) Akaishi S, et al：The relationship between keloid growth pattern and stretching tension： visual analysis using the finite element method. Ann Plast Surg. 2008；60(4)：445-51.
4) Arima J, et al：Hypertension：a systemic key to understanding local keloid severity. Wound Repair Regen. 2015；23(2)：213-21.
5) Noishiki C, et al：Endothelial dysfunction may promote keloid growth. Wound Repair Regen. 2017；25(6)：976-83.
6) 渡邉真泉，他：ケロイド・肥厚性瘢痕と糖尿病は合併するか？ 292症例の解析から．瘢痕・ケロイド治療ジャーナル．2017；(11)：1-6.
7) Nakashima M, et al：A genome-wide association study identifies four susceptibility loci for keloid in the Japanese population. Nat Genet. 2010；42(9)：768-71.

I 総論

3 見逃してはならない別の疾患

1. 生検の是非

皮膚腫瘍の場合，全摘生検して縫縮すると，傷が元の大きさより長くなる（図1）。もし，これが再発しやすいケロイド・肥厚性瘢痕であれば，さらに大きなものとなってしまう。よって，安易な生検は避けることが推奨されている。しかし，中には発症の経緯や，外観や硬さなどがよく似ている皮膚良性腫瘍や皮膚悪性腫瘍があるため，少しでも違和感があるならば生検を行うことも考慮すべきである。特に悪性腫瘍であった場合，ケロイドの診断で副腎皮質ホルモン剤の注射を行うことは避けなければならない。

2. 鑑別すべき皮膚良性腫瘍

外観が類似する良性腫瘍として，偽リンパ腫（良性皮膚リンパ球腫：pseudolymphoma），皮膚混合腫瘍（mixed tumor of the skin），黄色肉芽腫（xanthogranuloma）や皮膚平滑筋腫（cutaneous leiomyoma），皮膚線維腫（dermatofibroma）などがある。また，結節性強皮症（nodular scleroderma）がケロイドに類似する疾患として報告されている。そのほか，表皮囊腫なども時にケロイドの好発部位である耳垂や肩甲部，胸部などにできることがあり，鑑別を要する場合がある。発症の契機などをしっかり問診することも大切である（図2）[1]。

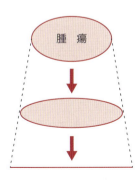

図1 全摘生検した場合の傷の大きさ
皮膚腫瘍は全摘生検して縫縮すると，傷が元の大きさより長くなる。

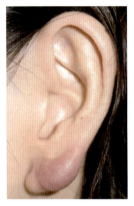 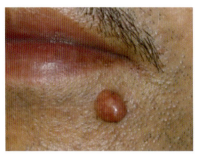 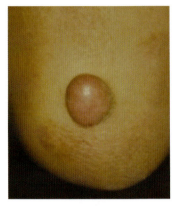

偽リンパ腫	皮膚混合腫瘍	黄色肉芽腫
pseudolymphoma	mixed tumor of the skin	xanthogranuloma

図2 ｜ 皮膚良性腫瘍　　　　　　　　　　　　　　　　　　　　　　（文献1より転載）

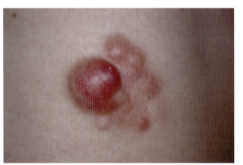 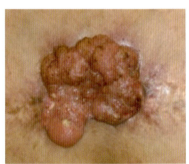

隆起性皮膚線維肉腫　　　　瘢痕癌（有棘細胞癌）
dermatofibrosarcoma protuberans　　squamous cell carcinoma
(DFSP)　　　　　　　　　　　　　　(SCC)

図3 ｜ 皮膚悪性腫瘍　　　　　　　　　　　　　　　　　　　　　　（文献1より転載）

3. 鑑別すべき皮膚悪性腫瘍

　外観が類似する悪性腫瘍として，隆起性皮膚線維肉腫（dermatofibrosarcoma protuberans；DFSP）や有棘細胞癌（squamous cell carcinoma；SCC），無色素性悪性黒色腫（amelanotic malignant melanoma）などがある．過去の報告に，線維芽細胞腫（fibroblastoma）をケロイドとして長期間治療していた報告などが散見されるため，注意を要する（図3）[1]．

◆ 文　献 ◆

1) 瘢痕・ケロイド治療研究会，編：ケロイド・肥厚性瘢痕 診断・治療指針 2018. 全日本病院出版会，2018.

I 総論

4 診断・治療方針

1. 瘢痕・ケロイド治療研究会による診断・治療指針

　2018年に発表された『ケロイド・肥厚性瘢痕 診断・治療指針 2018』（瘢痕・ケロイド治療研究会）では，まず良性腫瘍や悪性腫瘍との鑑別を行い，その後，JSW Scar Scale 2015（JSS2015）の分類表（**表1左**）[1]を用いて，その病変がケロイド的性質が強いものなのか，肥厚性瘢痕的性質が強いものなのかを判断するように推奨されている。これは，典型的なケロイドと典型的な肥厚性瘢痕の中間的病変が多々あり，外観だけでは判断がつかない場合が多いためである。JSS2015では，病変の部位や特徴などで点数をつけていき，ケロイド的性質が強いものなのか，肥厚性瘢痕的性質が強いものなのかを判断できる。その上で，ケロイド的性質が強いものは治療に抵抗することが考えられるため専門的施設での加療が望ましく，肥厚性瘢痕的性質が強いものは一般施設での加療でも良いと記載されている。

　治療方針に関しては，胸部や腹部など部位別の治療指針が記載されている。

　さらに，JSS2015の評価表（**表1右**）[1]を使用すれば，治療経過によってどの程度症状が改善するかを点数化して客観的に評価できるようになっている。

2. 実際の診断

　瘢痕・ケロイド治療研究会の指針は参考として頂いた上で，簡潔に要点を述べたい。

1）原因

　ケロイドも肥厚性瘢痕も，傷やざ瘡（にきび）などの皮膚の炎症を契機に発症するため，まず思い当たる原因があるか，もしなければざ瘡や毛包炎ができていなかったかを問診するとよい。クラゲに刺された傷や帯状疱疹などから発症することもある（☞Ⅰ章-1 図3）。

表1 | JSW Scar Scale 2015（ケロイド・肥厚性瘢痕 分類・評価表）

分類（グレード判定，治療指針決定用）		
リスク因子		
1. 人種	黒色系人種	2
	その他	1
	白色系人種	0
2. 家族性	あり	1
	なし	0
3. 数	多発	2
	単発	0
4. 部位	前胸部，肩－肩甲部，恥骨上部	2
	その他	0
5. 発症年齢	0〜30歳	2
	31〜60歳	1
	61歳〜	0
6. 原因	不明もしくは微細な傷（ざ瘡や虫刺され）	3
	手術を含むある程度の大きさの傷	0
7. 大きさ（最大径×最小径 cm^2）	$20cm^2$ 以上	1
	$20cm^2$ 未満	0
8. 垂直増大傾向（隆起）	あり	2
	なし	0
9. 水平拡大傾向	あり	3
	なし	0
10. 形状	不整形あり	3
	その他	0
11. 周囲発赤浸潤	あり	2
	なし	0
12. 自覚症状（疼痛・瘙痒など）	常にあり	2
	間欠的	1
	なし	0
合計 0〜25点		

評価（治療効果判定，経過観察用）				
硬結				
0：なし	1：軽度	2：中等度	3：高度	
隆起				
0：なし	1：軽度	2：中等度	3：高度	
瘢痕の赤さ				
0：なし	1：軽度	2：中等度	3：高度	
周囲発赤浸潤				
0：なし	1：軽度	2：中等度	3：高度	
自発痛・圧痛				
0：なし	1：軽度	2：中等度	3：高度	
瘙痒				
0：なし	1：軽度	2：中等度	3：高度	
合計 0〜18点				

【備考】
軽度：症状が面積の3分の1以下にある，または症状が間欠的なもの
中等度：軽度でも高度でもないもの
高度：症状がほぼ全体にある，または症状が持続するもの

【参考】
0〜5点：正常瘢痕的性質（治療抵抗性：低リスク）
6〜15点：肥厚性瘢痕的性質（治療抵抗性：中リスク）
16〜25点：ケロイド的性質（治療抵抗性：高リスク）

＊判定は初診時に行う
　（既に治療が行われている場合，問診を参考にし，治療前の症状を可能な限り評価する）
＊範囲の大きいものでは，症状が最も強い部分を評価する
＊複数あるものでは，それぞれにつき，4.〜12.を個別に評価する（1.〜3.は共通）

（文献1，p11より引用）

2) 部位

部位では，前胸部や下顎部，肩甲部，恥骨上部であれば多くは毛包炎やざ瘡などから，耳垂であればピアスから，上腕であればBCG接種，腹部であれば手術から生じるケロイド・肥厚性瘢痕がほとんどである。

3) 症状

大抵のケロイド・肥厚性瘢痕は赤色～暗赤色であり，時に黒っぽく色素沈着を合併していることもある。炎症が強く，疼痛や瘙痒が強いものは，明るい赤色をしていることが多い。症状が強いものはそれだけ治療に抵抗する可能性がある。外観が似ていても1つ1つが円形で集簇しているものは，皮膚悪性腫瘍を疑う[1]（図1）。

4) 大きさ・数

次に大切なのが，ケロイド・肥厚性瘢痕が小さいか大きいか，単発か多発か，である。小さく単発であれば先に述べた局所的な要因が強く，たまたま生じたものと考えることができ，比較的治療に反応することが推測される（図2）。しかし，大きい病変や多発している場合，局所因子以外にも体質が多分に関与していることが推測できる（図3）。よって，手術など侵襲的治療は慎重に行わなければならない。

5) 生活習慣

なお，生活習慣を詳細に問診することも大切である。日常生活で患部が引っ張られるような力学的な負荷がかかっていないかを確認する。たとえば，建設業，農業や漁業などの体を使う仕事では，胸部を含めた上半身のケロイド・肥厚性瘢痕の悪化要因になっている可能性が高く，かつ治りにくい。

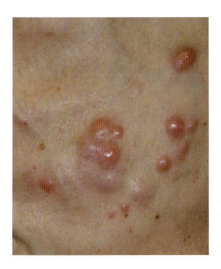

図1 ｜ 前胸部の転移性皮膚悪性腫瘍

高齢者で多発する腫瘤は，一見ケロイドに類似することもあるが，多くは問診することにより鑑別できる。

趣味でスポーツをしている(たとえば，ゴルフ，テニス，サッカー，ボート，水泳など全身を使う運動を行っている)場合，それらを控えめにすることでケロイド・肥厚性瘢痕の症状が軽減する可能性がある。ジムで定期的に運動している場合も同様である。

　さらに，香辛料の多量摂取後，飲酒や入浴後にケロイド・肥厚性瘢痕の痛みを訴える患者は多い。これには血管が拡張したり，血液の流れが速くなることなどが関

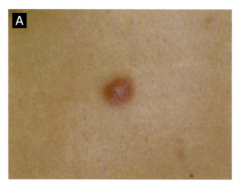
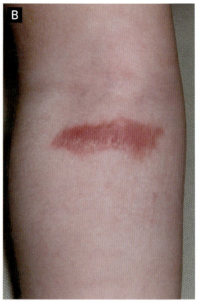

図2 炎症の弱いケロイド・肥厚性瘢痕
A：表皮囊腫から生じたもの(背部)
B：熱傷受傷部の一部から生じたもの(前腕部)
体の他の部位に同様の病変がなく，その部位で毛包炎や熱傷など明らかな原因があった場合，体質よりも局所的な要因によって，ケロイド・肥厚性瘢痕が生じたと考えられる。

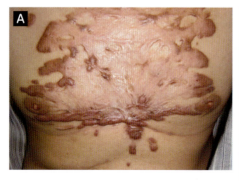
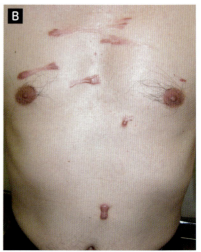

図3 炎症の強いケロイド・肥厚性瘢痕
A：ざ瘡から生じ，癒合した大きなもの
B：ざ瘡や内視鏡手術後の創から生じ，多発しているもの
大きい病変や多発しているケロイド・肥厚性瘢痕の場合，局所因子以外にも体質が多分に関与していることが推測できる。

係していると考えられる。いずれも炎症が悪化する要因となる。よって，過度の飲酒や，傷に力が加わるような運動は避けることが大切であり，そのような生活指導も必須である。

3. 実際の治療

『ケロイド・肥厚性瘢痕 診断・治療指針 2018』では，ケロイド・肥厚性瘢痕治療を専門としていない一般施設と，ある程度の専門性を持って治療している専門施設とにわけ，それぞれの治療指針を示している。患者がまず訪れる可能性のある一般施設の役割は大変大切で，そこでの治療の主体は副腎皮質ホルモンテープ剤となる（☞Ⅱ章-2 図1）。疼痛が少なく簡便なこの治療は，現在のケロイド・肥厚性瘢痕治療の第一選択薬である。特にデプロドンプロピオン酸エステル（エクラー®プラスター）はフルドロキシコルチド（ドレニゾン®テープ）よりも数段効果が高く，厚みのある成人のケロイド・肥厚性瘢痕も軟化させ，最終的に平坦化させることが可能である。

ただし，副腎皮質ホルモン剤特有の副作用，たとえば健常皮膚に長期間貼ってしまうと皮膚が菲薄化したり，ステロイドざ瘡を生じたりするといった点には注意が必要である（図4, 5）[1]。

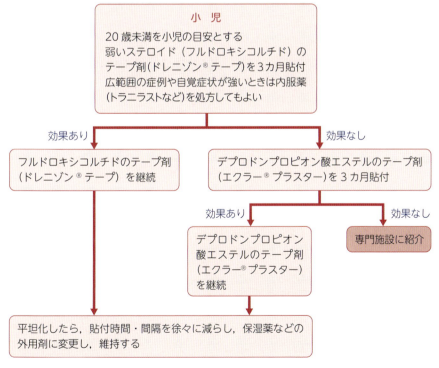

図4 | 小児の治療指針　　　　　　　　　　　　　　　　　　　　（文献1, p20より引用）

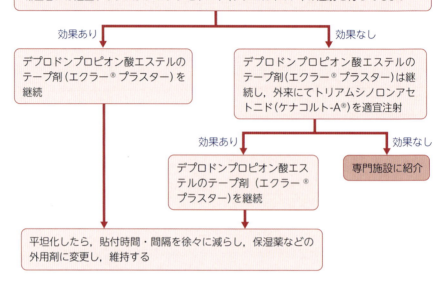

図5 成人の治療指針　　　　　　　　　　　　　　　　（文献1, p20より引用）

◆ 文　献 ◆

1) 瘢痕・ケロイド治療研究会, 編：ケロイド・肥厚性瘢痕診断・治療指針 2018. 全日本病院出版会, 2018.

II
治療法各論

Ⅱ 治療法各論

1 内服薬

1. ケロイド・肥厚性瘢痕に効果のある内服薬

　内服薬ではトラニラスト（リザベン®）が保険適用して使用できる。これは抗アレルギー薬であり，各種炎症細胞が出す化学伝達物質を抑制することにより瘙痒を抑え，さらに病変自体を沈静化させる。ランダム化比較試験において，ケロイドの症状の改善に統計学的有意差が認められている。また，トラニラストは肥満細胞の脱顆粒現象を抑制し，ヒスタミンなどのケミカルメディエーターの遊離を抑制する。その効果としては，線維芽細胞のコラーゲン産生抑制作用，血管内皮細胞の増殖抑制作用などが確認されている。

　保険適用外ではあるが，漢方薬の柴苓湯（さいれいとう）は炎症を軽減する効果があるとされ，線維芽細胞の増殖抑制作用などが確認されており有用である。

　炎症が強く増大傾向のあるケロイドの場合，症状の軽快はあっても，これらの内服薬のみで治癒に至ることは困難であるため，他の治療法と組み合わせて使う（図1，2）。典型的な肥厚性瘢痕ではケロイドに比べて治療期間の短縮や，症状の改善

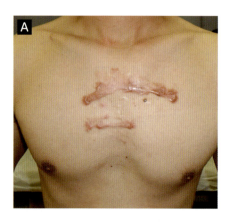 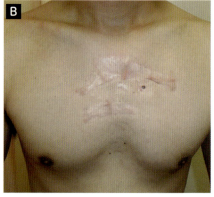

図1 トラニラストと副腎皮質ホルモンテープ剤の併用療法
A：治療開始前，B：治療開始後2年
保険適用のできる治療の組み合わせである。炎症が軽減している。

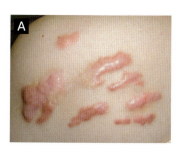 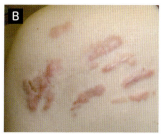 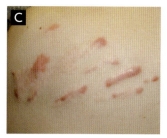

図2 | Nd：YAGレーザー治療と柴苓湯の併用療法（左肩甲部）

A：治療開始前，B：治療開始後1年，C：治療開始後4年
保険適用外の治療の組み合わせである。経過は長く年単位での通院となるが，炎症が軽減した。

が認められる。将来的には皮膚，特に真皮における血管新生や血流量を制御する薬剤の開発が望まれるところである。

また，トラニラストの副作用として，膀胱炎様症状が報告されており，症状を呈した場合は服薬を中止する。柴苓湯の副作用として，間質性肺炎などが報告されているため，常に副作用には注意を払う必要がある。

2. ケロイド・肥厚性瘢痕の原因となるざ瘡や毛包炎に効果のある内服薬

『尋常性痤瘡治療ガイドライン2017』上，推奨度の高い内服抗菌薬は，ミノサイクリン塩酸塩，ドキシサイクリン塩酸塩水和物，ロキシスロマイシンなどである。ただ経験上，ケロイド・肥厚性瘢痕がある症例において，ざ瘡や毛包炎が多発している場合（図3），効果が高い上に1日1回の内服で簡便なのが，レボフロキサシン

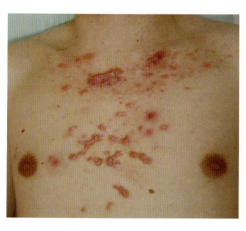 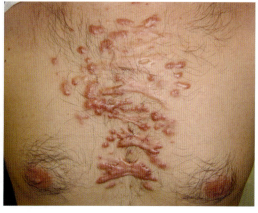

図3 | 集簇性ざ瘡から発症したケロイド・肥厚性瘢痕

水和物（クラビット®）である。500mgを1日1回の内服で十分な効果が得られるため，ざ瘡や毛包炎の発症・悪化時に1日1回を3～5日程度内服してもらう。その後は，ざ瘡や毛包炎の発症・悪化時にだけ1日1回×2～3日程度の内服を繰り返すことが大切である。この使用方法でケロイド・肥厚性瘢痕発症・悪化のリスクが軽減する。

3. ケロイド・肥厚性瘢痕に随伴する症状に効果のある内服薬

1）痒み

　　ケロイド・肥厚性瘢痕は皮膚の慢性炎症であるため，多くのアレルギー物質が皮膚に蓄積し，また神経線維なども増殖する。よって，抗アレルギー薬は一般的にその症状を軽快させる効果がある。ただし，抗アレルギー薬には眠気を促す副作用があるため，痒みを意識しがちな帰宅後・夜間のみ服用するなどの工夫が必要である。また，痒みに対しては内服薬のみに依存するのではなく，風呂で温まりすぎない，運動などで体を動かしすぎたら患部を冷却するといった一般的な打撲などの炎症に対する対症療法と同じことが功を奏する。

2）嚢腫

　　毛包が閉塞すると感染を生じることがある（図4）。表皮嚢腫を形成する場合もある。その場合，炎症を生じた急性期には抗菌薬の内服薬の投与が重要である。レボフロキサシン（クラビット®）500mgを1日1回の内服，あるいはセフェム系の抗菌薬を1日3回，それぞれ数日間内服することで炎症が鎮静化することが多い。

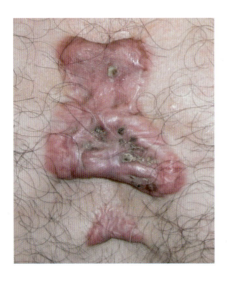

図4｜毛包が閉塞し，排膿・潰瘍化・上皮化を繰り返して改善しないケロイド（前胸部）

糖尿病などを合併していて炎症が悪化・遷延する場合，また初診時に既に膿が貯留している場合は，直ちに切開排膿すべきである。切開排膿のあとは，自宅におけるシャワー洗浄を毎日，ゲンタマイシン硫酸塩軟膏などの抗菌薬やポビドンヨード（イソジン®ゲル）など消毒薬の外用を指示するとよい。自宅洗浄ができる患者の場合は，コメガーゼを詰めてドレナージすることや毎日の通院処置は不要である。

通常は1週間後の再診で創からの排膿が止まり，自然閉鎖に向かう。その後嚢腫が徐々に増大する傾向があれば，局所麻酔下に切除してしまうのがよい。

4. 重症のケロイド・肥厚性瘢痕に対する内服薬

全身にケロイドが多発し，瘙痒が強く，炎症の制御が困難な症例に対しては，短期間副腎皮質ホルモン剤の内服を使用することもある。対処療法のひとつとして考えるべきである。プレドニゾロン（プレドニン®）5mgや，プレドニゾロン換算で半量の2.5mgが含まれているd-クロルフェニラミンマレイン酸塩・ベタメタゾン配合（セレスタミン®配合錠）などから開始する。これら副腎皮質ホルモン剤の内服では，緑内障・白内障・骨粗鬆症・消化性潰瘍の悪化などにおいて十分に留意すべきである。また，満月様顔貌や浮腫が生じることもあるため，詳細な問診をとりながら使用する。3カ月の使用で症状が軽減しはじめる場合が多い。

Ⅱ 治療法各論

2 外用薬

1. 外用薬の種類

1) 軟膏・クリーム

　外用薬は，ケロイド・肥厚性瘢痕の予防目的では，手術直後や創の上皮化直後から各種副腎皮質ホルモン剤含有軟膏やクリーム［ヒドロコルチゾン酪酸エステル（ロコイド®），ベタメタゾン吉草酸エステル（リンデロン®-VG），アルクロメタゾンプロピオン酸エステル（アルメタ®）など］をステロイドの強さを考え，症状の強さによって選択し，使用するとよい。これらはワセリン基剤であり保湿の作用もある。真皮の炎症を軽減させ，ケロイド・肥厚性瘢痕の発生リスクを減少させる。サージカルテープで創を固定している場合は，その上から塗布すると浸透して，皮膚表面に到達するため使いやすい。ただし，副腎皮質ホルモン剤であり，1カ月以上継続して使用すると周囲皮膚にステロイドざ瘡や真菌症を生じることがあるため，適宜ヘパリン類似物質（ヒルドイド®やビーソフテン®など）やNSAIDs軟膏［イブプロフェンピコノール（スタデルム®）など］に変更するとよい。

2) テープ剤

　ひとたび創が隆起し，肥厚性瘢痕となりはじめたら，直ちに副腎皮質ホルモンテープ剤を使用する（図1）。ドレニゾン®テープ（効果が弱い）とエクラー®プラスター（効果が強い）が使用可能であるが，小児では皮膚が薄いためドレニゾン®テープを，成人ではエクラー®プラスターを第一選択とする。これらの副腎皮質ホルモンテープ剤は，できるだけ正常皮膚に付着しないようケロイド・肥厚性瘢痕の形に切って貼付するが，隣接して複数ケロイド・肥厚性瘢痕がある場合は，まとめて貼ってもよい。24時間貼付し続けるのがよく，入浴後新しいものに貼り替える。貼り替えの刺激で刺激性接触皮膚炎を生じる場合は，2日程度貼付し続けることもある。アレルギー性接触皮膚炎を生じてしまった場合は，適宜軟膏などに変更せざるをえない。

　治療目的ではテープ剤が中心となるが，テープ剤特有の接触皮膚炎などの理由で

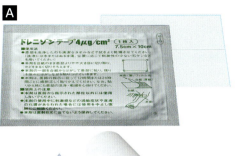

図1 副腎皮質ホルモンテープ剤
A：ドレニゾン®テープ（V群：weak，帝國製薬）
B：エクラー®プラスター（III群：strong，久光製薬）
現在，2種類の強さの副腎皮質ホルモン剤がわが国で使用可能である。

テープ剤が使用できない場合は，クロベタゾールプロピオン酸エステル（デルモベート®）など強い副腎皮質ホルモン剤を使用する。

2. ドレニゾン®テープとエクラー®プラスターの違い

副腎皮質ホルモンの外用薬は，血管収縮作用や臨床上の効果により5段階の強さに分類される。

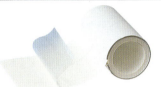

軟膏がテープ剤になることで，貼付時間や皮膚状態にもよるが，ステロイドの吸収量が数倍となるため，一般的には1〜2ランク上がると考えられる。

ドレニゾン®テープは，製剤自体はweakとされるが，テープ剤ではstrongになると考えてよい。一方，エクラー®プラスターは，製剤自体はstrongと考えられているため，テープ剤ではstrongestクラスになると考えられる。すなわち，ドレニゾン®テープとエクラー®プラスターでは2ランク程度の強度の違いがあると考えられる。

1) ドレニゾン®テープ

　添付文書によるとドレニゾン®テープは，1973年4月に帝國製薬株式会社より販売開始となった。フルドロキシコルチドが$4\mu g/1cm^2$の濃度であるので，1枚（7.5cm×10cm）で$300\mu g$の量となる。

　副作用は1,149例中165例（14.4%）で，主なものは接触皮膚炎などの局所炎症（16.7%），毛包炎など（1.8%），皮膚萎縮（0.7%），毛細血管拡張（0.3%），Kobner現象（0.3%），乾燥・皸裂（0.2%）などとなっている。

2) エクラー®プラスター

　エクラー®プラスターは，2001年7月に久光製薬株式会社より販売開始となった。デプロドンプロピオン酸エステルが$20\mu g/1cm^2$の濃度であり，1枚（7.5cm×10cm）で$1,500\mu g$の量となる。

　副作用は910例中24例（2.64%）で，主なものは毛細血管拡張9件（0.99%），接触皮膚炎5件（0.55%），皮膚萎縮4件（0.44%），毛包炎4件（0.44%）などとなっている。

3) 軟膏の代用

　エクラー®プラスターの代わりにエクラー®軟膏を塗布することを考えると，エクラー®プラスター1枚分の面積（$75cm^2$）に必要なエクラー軟膏は0.125g（1FTU：0.5gで$300cm^2$を塗布できるとされるため）と考えられる。有効成分が0.3%であるから軟膏0.125gは，$375\mu g$のデプロドンプロピオン酸エステルを含んでいることとなる。これはテープ1枚の4分の1の量であるため，24時間テープを貼付するとして，理論的には1日に4回エクラー®軟膏を患部に塗布し，ポリウレタンフィルムなどで密封療法（occlusive dressing technique；ODT）を行えば，エクラー®軟膏でもエクラー®プラスターと同じ効果が得られるはずである。それを考えればドレニゾン®テープは，軟膏で代用するならば，1日に4回，weakであるヒドロコルチゾンを含むクロタミトン・ヒドロコルチゾン配合（オイラックスH®クリーム），またロコイド®などのmildの軟膏をODTするのと同様の効果が得られるということであろう。さらに，strongestであるデルモベート®軟膏などを1日数回ODTすれば，エクラー®プラスターよりも効果は高くなるはずである。

3. テープ剤の治療効果と使用方法

　成人において治療目的で用いた場合，エクラー®プラスターがドレニゾン®テープと比べて有効である（図2）。エクラー®プラスターを第一選択とすべきであり，隆起や赤さが軽減してきたら，ドレニゾン®テープに変更したり，ヘパリン類似物質軟膏などに変更し，徐々に貼付時間を漸減していくとよい。

　小児では，よほど厚みのあるケロイド・肥厚性瘢痕でない限り，ドレニゾン®テープもしくはエクラー®プラスターのみで治療できる。前胸部など張力がかかり難治の部位は，エクラー®プラスターを第一選択とすべきである（図3）。

　一方，ケロイド・肥厚性瘢痕の手術後に再発予防目的で副腎皮質ホルモンテープ剤を使用することがある。抜糸後1カ月くらいして創哆開のリスクが減った状態からエクラー®プラスターを使用することで，再発を抑制できる場合がある。特に乳腺や甲状腺周囲の術後放射線治療が施行できない場所の隆起の強いケロイドには，

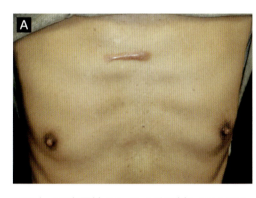 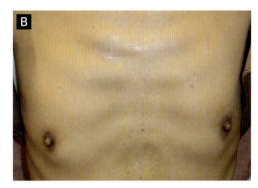

図2 | 68歳男性のケロイドに対してエクラー®プラスターを用いて治療した例
A：治療開始前，B：治療開始後12カ月

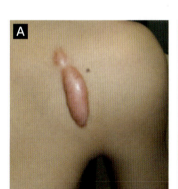 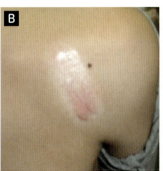 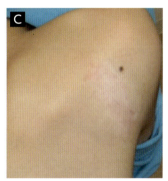

図3 | 9歳男児のケロイドに対してドレニゾン®テープを用いて治療した例
A：治療開始前，B：治療開始後16カ月，C：治療開始後26カ月

ずっとエクラー®プラスターを貼り続ける方法もあるが，切除して抜糸後2～3週してからエクラー®プラスターを予防的に使用してもよい．

4．テープ剤の特徴

　エクラー®プラスター，ドレニゾン®テープともに，皮脂分泌や発汗状態により粘着力が変化する印象がある．皮脂分泌や発汗が多い症例では，エクラー®プラスターは容易に剥がれてしまい，24時間連続での貼付が困難となる．また，肩甲部などにおいて，小さく切って貼付すると，ドレニゾン®テープに比べてエクラー®プラスターは剥がれやすいため，睡眠時に貼付しにくいという意見が多い．

　外観上の問題では，耳や下顎部など露出部のケロイド・肥厚性瘢痕に貼付する場合，ドレニゾン®テープのほうが目立ちにくいため好まれる傾向がある．自宅ではエクラー®プラスター，外出時はドレニゾン®テープという使いわけもよい．

　剥がす際に疼痛を訴える症例には，入浴中の剥離，あるいはテープ剥離剤の使用を勧めている．入浴後に新しいものに交換する，という習慣をつけてもらうのがよい．

5．テープ剤による接触皮膚炎

　副腎皮質ホルモンテープ剤の使用で問題となりやすいのは接触皮膚炎である（図4）．それぞれの薬剤の添付文書には，ドレニゾン®テープの接触皮膚炎の発症頻度が16.7%に対して，エクラー®プラスターは0.55%と記載されているが，実際の臨床でもほぼ同じ印象があった．接触皮膚炎発症率はエクラー®プラスターのほうが有意に少ない．

1）接触皮膚炎への対応

　接触皮膚炎には刺激性接触皮膚炎とアレルギー性接触皮膚炎があるが，前者は貼り替えの頻度や貼付時間を減らすことである程度軽減できる可能性がある．具体的には，24時間ごとに貼り替えるのを48時間ごとにする，あるいは夜間のみ貼付する，1日貼付して翌日は軟膏を使用する，といった方法が考えられ，筆者も実践している．

　エクラー®プラスターの場合は，軽度の接触皮膚炎は副腎皮質ホルモンの薬効で抑えてしまう印象があり，これが添付文書にもある低い接触皮膚炎発症頻度の原因である可能性を考えた．しかし，アレルギー性接触皮膚炎は使用開始してから1～3カ月してから発症することが多いように思われ，臨床的には強い瘙痒を生じ，皮膚が鮮紅色となる（図4）．このような場合には，テープの継続使用が困難となる．

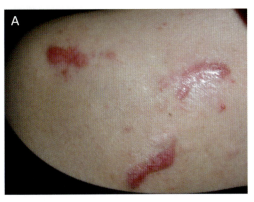
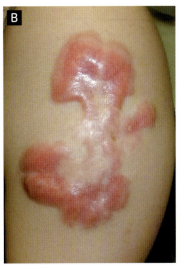

図4 ドレニゾン®テープによる接触皮膚炎

A：肩甲部, B：上腕部
副腎皮質ホルモンテープ剤によって接触皮膚炎を生じるとケロイドが鮮紅色となる。

2) 小児の接触皮膚炎

　小児においてはドレニゾン®テープでも接触皮膚炎を経験することは少ない。この原因として，①小児は皮膚が薄いためドレニゾン®テープでも効果が高くなり，軽度の接触皮膚炎は抑制してしまう，②小児は創傷治癒速度が速いため，軽度の表皮損傷はすぐに修復されてしまう，③皮脂の分泌が成人と比べて少ない，といった可能性が考えられるが，さらなる検討が必要であろう。

Ⅱ 治療法各論

3 注射薬

1. 注射薬の種類

　副腎皮質ホルモン剤であるトリアムシノロンアセトニド（ケナコルト-A®）が保険を適用して使用できる。皮内・関節腔内用と筋注・関節腔内用とがあり，濃度が異なるため注意する。

1）刺入

　1回5～10mg（0.5mL）を，1％エピネフリン含有リドカイン塩酸塩（1％Eキシロカイン®）2mLに溶解し，2.5mLのロック付きシリンジに入れ，30G針をつけて用いるとよい。麻酔テープやクリームを併用すると，刺入時の疼痛は軽減する。ケロイドの硬い部分に注射しても，薬液が入らないだけでなく，圧に伴う疼痛を生じ，患者に苦痛を与えることとなる（図1a）[1]。ケロイドと正常皮膚の境界部分からケロイドの最下部辺りを狙うようにして，無理なく刺入できる部位に少量注入する（図1b）[1]。あまり針の角度を急にすると，脂肪層のみに注入されて陥凹することがあるので注意する（図1c）[1]。皮膚に対して45°くらいの角度の刺入で，ケロイド・肥厚性瘢痕の最深部に注入できる（図1d）[1]。

2）注意点

　血管周囲の支持組織が脆弱になるため毛細血管拡張が生じたり，周囲の皮膚の菲薄化が問題となる可能性があるが，使用を中止することにより改善する。ざ瘡の悪化，女性では副腎皮質ホルモンの影響で月経不順が生じることがあるが，1回の注射の総量を5mgにとどめると問題になることは少ない。緑内障や白内障を有する患者には禁忌である。

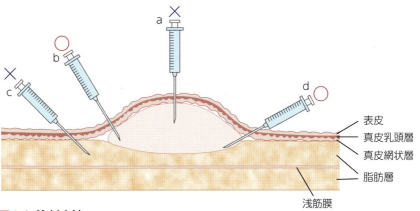

図1｜注射方法

ケロイドの硬い部分に注射しても薬液が入らないだけでなく，圧に伴う疼痛を生じ，患者に苦痛を与えるため行ってはならない（a）。

（文献1, p27より引用）

2. 注射の頻度

　患者が毎日しっかり副腎皮質ホルモンテープ剤を使用していれば，注射は不要となる。しかし，初診時でかなり硬いケロイドがある場合などは，一度注射することによって軟らかくなり，副腎皮質ホルモンテープ剤の効果も高まる（図2）。形成されてから時間が経ったケロイドほど注射すべき回数が増えるが，早く治療する希望

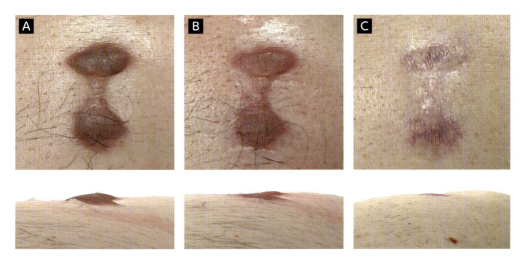

図2｜注射の効果（下腹部）

A：治療開始前，B：治療開始後1カ月，C：治療開始後6カ月
注射の効果は速効性であり，まず硬いケロイドが軟化し，それから平坦化する。軟化した時点で，自宅で使用してもらう副腎皮質ホルモンテープ剤の効果も高まる。

がない場合は注射は不要である．よって，多くの患者で，初診時に希望があれば注射し，自宅で副腎皮質ホルモンテープ剤を開始してもらい，2～3カ月後に再診した際にまだ硬結や厚みが顕著であれば再度注射，といった間隔で注射するとよい．

また，下顎や露出部位のケロイド・肥厚性瘢痕の場合，自宅にいる間しか副腎皮質ホルモンテープ剤が使えない状況下では治療期間が長くなるため，通院にて頻回に注射することも可能である．その場合でも，1カ月に1回程度の通院で十分であることが多い．

しかし，接触皮膚炎などで副腎皮質ホルモンテープ剤が使用できない場合などもある．そのような場合は，患者に無理のない通院期間で注射を継続する(図3)．女性の場合，妊娠でケロイド・肥厚性瘢痕は悪化するため，妊娠前に治療を完了できるよう，患者と治療プランを相談する必要がある．

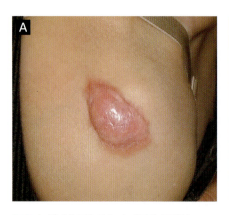 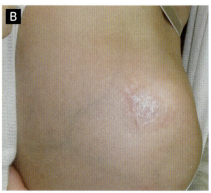

図3 │ 注射で治療した症例（肩部）

A：治療開始前，B：治療開始後2年
ケロイド・肥厚性瘢痕は「腫瘍」ではなく「炎症」であるため，副腎皮質ホルモン剤でも炎症が消失した成熟瘢痕となる．

◆ 文 献 ◆

1) 瘢痕・ケロイド治療研究会，編：ケロイド・肥厚性瘢痕 診断・治療指針 2018. 全日本病院出版会，2018.

Ⅱ 治療法各論

4 安静・圧迫・固定療法

1. 張力とケロイド・肥厚性瘢痕の増悪

1) 好発部位と張力

　ケロイドの中でも毛包炎やざ瘡から発症するものは前胸部や肩甲部など，皮膚に強い張力がかかる部分，日常動作に伴い皮膚が伸展・収縮を繰り返す場所にできやすい。一方，頭頂部や前脛骨部など，皮膚が動かない場所はケロイドの非好発部位である。上眼瞼も非好発部位であるが，強く開眼・閉眼しても皮膚は弛緩した状態である。また，手術や外傷から生じた肥厚性瘢痕は，関節部位に多発する。ケロイド・肥厚性瘢痕は，張力がかかることにより炎症が増強し，悪化することが知られている。

2) 形状と張力

　筆者らのコンピュータシミュレーションによる研究（☞Ⅰ章-2 図2）において，ケロイドの特徴的な蝶型・ダンベル型・カニ爪型といった形状（図1）が，物理的刺激の分布と密接に関連していることが明らかとなった。張力の強い部分で炎症が増強・持続し，毛細血管の増生や膠原線維の過剰増生・蓄積が生じ，逆に力が減弱する中央部分において発赤・隆起が減少して成熟瘢痕化することが示唆された。

2. 安静・圧迫・固定の方法

　傷に過剰な力学的刺激が加わると悪化する。昔から「傷は動かさないほうがよく治る」と言われてきたことは正しい。体幹であればコルセットや胸帯・腹帯など（☞Ⅲ章-3 図9），四肢であればサポーターやニーブレース，シーネや包帯を用いるなど，可動部や関節の動きを制限するとよい（☞Ⅲ章-9 図6）。これらに加え，瘢痕を直接テープで固定する，ジェルシートを貼るといった方法を併用するとより効果が高まる。たとえば上からジェルシートを貼ると，ケロイド・肥厚性瘢痕の周囲にかかる張力が軽減することが筆者らのコンピュータシミュレーションで示されている

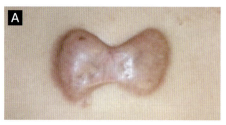
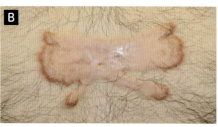
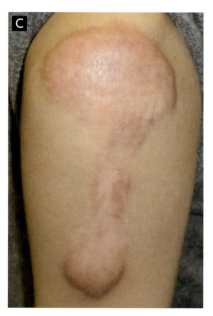

図1 | ケロイドの特徴的な形状
A：蝶型（肩甲部），B：カニ爪型（前胸部），
C：ダンベル型（上腕部）

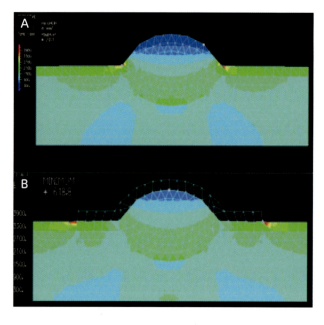

図2 | ケロイドにジェルシートを貼付した際のケロイドにかかる力のシミュレーション
A：ケロイドをそのまま左右に伸展したモデル
B：ケロイドにジェルシートを貼付して左右に伸展したモデル

ジェルシートを貼付することにより，ケロイド周囲の赤く見えている張力の高い部分がジェルシートの辺縁に移動することがわかる。すなわち，ジェルシートや固定はケロイドにかかる張力を軽減する効果がある。

（文献1より引用）

（図2）[1]。

　術後のテープ固定は，創の哆開を予防するためではなく，日々の皮膚の動きによって傷にかかる張力を減らす目的であると認識するとよい。

1) 腹部

　腹直筋の線維は縦方向で, 立ったり座ったりすると腹部が縦方向に伸縮運動する。すなわち, それに抵抗するようにテープを縦方向に貼るとよい(図3)。たとえば横切開の帝王切開の場合, 傷が開かない方向に細かくテープを切って貼ると, 傷にかかる力に抵抗するテープの向きと一致する。しかし腹部正中切開の場合, 傷が開かない方向に細かくテープを切って貼ると, 横方向にテープを貼ることになり, 傷にかかる力に抵抗するテープの向きと一致しない。よって, 傷あとにおけるケロイド・肥厚性瘢痕の予防という観点からは不十分である。腹部正中切開すなわち縦の切開でも, テープは縦に貼るとよい。

2) 胸部

　胸部は大胸筋によって水平方向に張力がかかるため, 横方向にテープを貼るべきである(図4)。胸部正中切開の場合は, 傷が開かないようにテープを貼ると, 傷にかかる力に抵抗するテープの向きと一致する。しかし, 胸部を横切開した場合でも, テープは横に貼るべきである。

3) 膝

　膝は関節の可動方向に沿って縦にテープを貼るのがよい。

　上記のように, 傷が引っ張られる方向を考えてテープを貼るのは面倒であるため, 縦にも横にも伸縮せず360°固定してしまうテープ(アトファイン™)(図5)も販売されている。これは瘢痕ケアのために開発されたテープであり, 縦にも横に

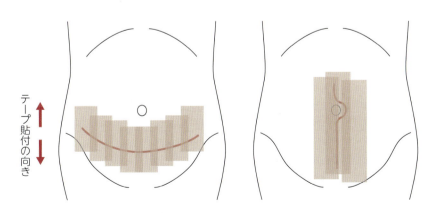

図3 腹部におけるテープ固定

テープは, 創の哆開を防ぐ方向に貼るのではなく, 皮膚にかかる張力に抵抗する方向に貼る。腹部の場合は腹直筋によって縦方向に伸展されるため, その力に抵抗するように, 縦切開であろうと横切開であろうと, テープは縦方向に貼付する。

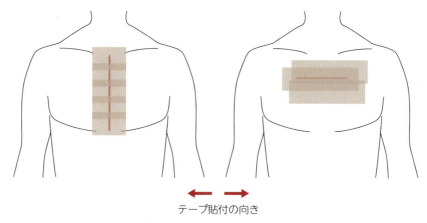

テープ貼付の向き

図4 | 胸部におけるテープ固定

胸部は大胸筋によって水平方向に伸展されるため，縦切開であろうと横切開であろうとテープは水平方向に貼付するのが基本である。

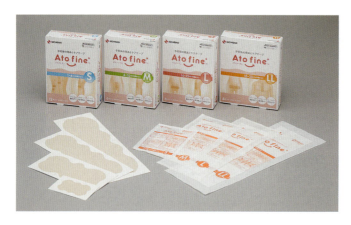

図5 | アトファイン™

瘢痕予防のために開発されたテープであり，縦にも横にも伸びないのでテープを貼る向きなどを気にせず，傷の形に合わせて貼付するだけでよい。

も伸びないのでテープを貼る向きなどを気にせず，傷の形に合わせて貼付するだけでよく便利である。

3. テープとジェルシート

種々の処置や手術後に創を固定するために貼るテープには，紙テープやシリコーンテープ，またシリコーンジェルシートやポリエチレンジェルシートなどが使える（図6）。

1) 紙テープ

紙テープの場合，肌色のテープ（ニチバン サージカルテープ・ハダや，3M™マ

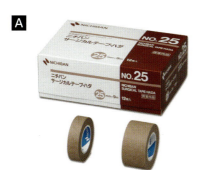
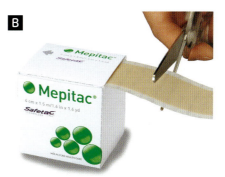
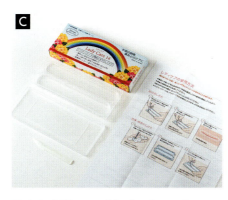
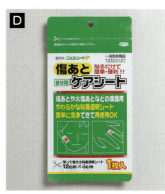

図6｜各種テープやジェルシート

A：ニチバン サージカルテープ・ハダ（紙テープ，ニチバン㈱）
B：メピタック®（シリコーンテープ，メンリッケヘルスケア）
C：レディケア（シリコーンジェルシート，ギネマム㈱）
D：傷あとケアシート（ポリエチレンジェルシート，原沢製薬工業㈱）

イクロポア™ スキントーンサージカルテープなど）は目立たず，使いやすい。アトファイン™（図5）は縦にも横にも伸びないテープなので，傷あとの向きを考えずに貼れる利点がある。

　一方，これらは紙テープのため，貼ったり剥がしたりを繰り返すと角質がとれ，びらんになることがある。よって，傷あとを紙テープでケアする場合，数日は貼りっぱなしにするよう指導する。風呂に入っても剥がれなければそのままでよい。

　少し痒みが出たら，紙テープの上からリンデロン®-VG軟膏などの副腎皮質ホルモン剤の軟膏を少量塗れば，皮膚に到達して改善する。ただし，暑い夏場は汗をかいて汚れるので，長期間貼れないこともある。

2）シリコーンテープ

　紙テープよりもやや高価ではあるが，シリコーンテープは表皮障害や接触皮膚炎を生じることも少なく大変優れている。メピタック®や，3M™やさしく剥がせる

シリコーンテープなどがある。これらは薬剤成分を通さないため上から薬を塗れないが，あまり汗をかかない状況では剝がれるまで貼りっぱなしでよい。

3) シリコーンジェルシート

ジェルシートにはシリコーンジェルシートや，安価なポリエチレンジェルシートがある。ジェルシートは風呂に入るたびに剝がして一緒に洗うと粘着力が戻るため，繰り返し使用できる。安価なものは粘着力がなくなるまでの時間が短い傾向がある。

ジェルシートの欠点は関節部などでは剝がれやすいことで，そのような場合はサポーターやニーブレース，包帯などで補強する必要がある（☞Ⅲ章-9 図6）。

4) 目的別の使用方法

傷あとに外力を加えない，日常動作に伴って引っ張られないようにするという目的では，紙テープを重ね貼りしたり，伸びないアトファイン™で強固に固定するのがよい。3〜6カ月間，長く無理なくテープを貼ってもらうにはシリコーンテープが優れている。腹部手術後に，傷あとがズボンのホックでこすれるといった外的刺激の予防には厚みのあるジェルシートが優れている。どれも利点と欠点があり，ケースバイケースで患者の生活習慣に合ったものを勧めるのがよい。

4. 診療で大切なこと

診療で大切なのは，肥厚性瘢痕・ケロイドの発症をすぐに見つけることである。術後テープやジェルシート固定をして傷が順調に治癒しているように見えても，表皮の下の真皮や皮下では創傷治癒過程が継続している。このときにまだ炎症があると，術後2〜3カ月で創部が赤くなり少し隆起してくる。その場合，すぐに前述した副腎皮質ホルモン剤のテープ（ドレニゾン®テープやエクラー®プラスター）に変更する必要がある。このタイミングを逃すと，治癒するまでに時間がかかる。

術後1〜2カ月して，傷を触れて硬さがあれば，ケロイド・肥厚性瘢痕を発症する予兆であり，副腎皮質ホルモン剤のテープ（ドレニゾン®テープやエクラー®プラスター）に変更すると安全である。

◆ 文　献 ◆

1) Akaishi S, et al: The tensile reduction effects of silicone gel sheeting. Plast Reconstr Surg. 2010；126(2)：109e-11e.

Ⅱ　治療法各論

5　手術治療

1. 手術の是非

　ケロイドは長い間，手術してはいけないと言われてきた。ケロイドを切って縫合すると，少し長い傷あとができる（☞Ⅰ章-3 図1）。そこからケロイドが再発し，さらに大きなケロイドができてしまうためである。しかし，形成外科的な切開・縫合を行い，術後に適切な線量の放射線を照射することで，再発が予防できるようになった。

　一方，副腎皮質ホルモンテープ剤の使い方も進歩してきた。2種類の強さのテープを使いわける（☞Ⅱ章-2 図1）。特にエクラー®プラスターは効果が高く，多くのケロイドが手術しなくても治癒するようになった。さらには，飲み薬やレーザー治療（☞Ⅱ章-7 図1），傷あとを目立たなくさせるためのメイクアップ治療（☞Ⅱ章-8 図1）などいろいろな手段を駆使して，患者の傷あととの悩みを解消できるようになっている。よって，手術の適応をしっかり考え治療することが大切である。

1）手術の適応

　基本的には，ひきつれ（瘢痕拘縮）の原因になったり（図1），目立つ場所で醜状が問題となったりする場合（図2），毛包が閉塞し表皮嚢腫を合併して感染を繰り返す場合など（図3）が積極的な手術の適応となる。

　典型的なケロイドとは違い，関節部などにある肥厚性瘢痕に関しては，手術で張力を解除することにより，放射線治療を行わずとも治療できる場合が多い（☞図11）。

　ただし，体に複数のケロイドあるいは肥厚性瘢痕がある場合，体質（☞Ⅰ章-2 図3）の関与があると考えるべきで，安易な手術は悪化の原因となることが多いため，術後の放射線治療が必要となる。

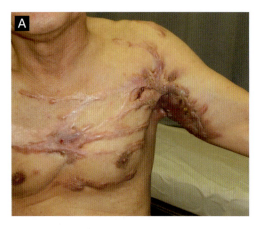
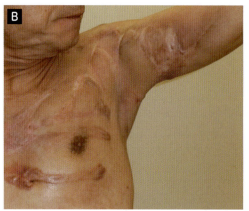

図1 | 瘢痕拘縮を伴うケロイド

A：術前，B：術後2年
左上肢の運動制限を認める，左腋窩の瘢痕拘縮を伴うケロイド。背部から採取した皮弁で再建し，術後放射線治療を行った。機能的にも整容的にも回復した。

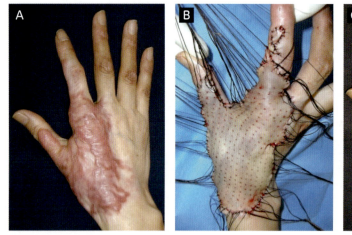
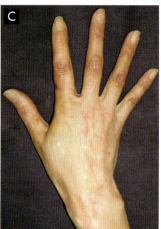

図2 | 醜状が問題となる熱傷後肥厚性瘢痕

A：術前，B：術直後，C：術後2年
瘢痕を全切除し，鼠径部からの植皮術を施行した。

2. 手術の基本

　大きなケロイドでは，すべて切除しないで，炎症の強い部分だけ，あるいは表皮嚢腫など炎症の原因がある部分だけを切除したり（図3），表皮や真皮乳頭層は残して他を切除するくり抜き法（図4）を行ったりすることもある。また，耳垂では楔状切除（図5），前胸部や肩甲部など力が強くかかるところではZ形成術を行ったり（図6），皮弁手術（図7）を行ったりすることもある。

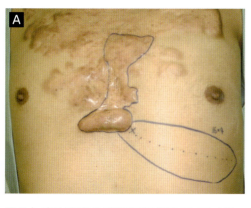 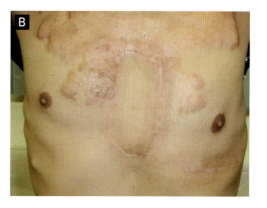

図3 表皮嚢腫の感染を繰り返すケロイド

A：術前，B：術後2年
感染源となる部分を切除して皮弁にて再建し，放射線治療を行った。

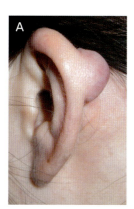 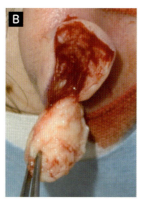 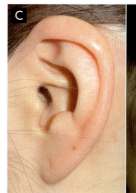 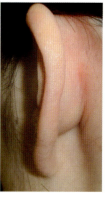

図4 耳介軟骨部のケロイドに対するくり抜き法

A：術前，B：術中，C：術後2年正面・側面
耳介軟骨部では，線維塊のみを切除し皮膚をゆったりと縫合する。本症例は術後放射線治療を行っている。

1）術後の放射線治療

　炎症が軽度の場合，特に典型的な肥厚性瘢痕は，術後にテープ固定や副腎皮質ホルモンテープ剤を使用することによって再発を予防する。しかし，炎症の強いケロイドは単に手術をするだけでは不十分で，術後に放射線治療を行う必要がある（☞Ⅱ章-6 図1）。

　放射線治療は，血管新生を抑え，過剰な炎症を抑制する効果がある。ただし，放射線量が増加すれば発がんのリスクが上昇し，線量が足りなくても再発して手術が無意味となる。さらに，炎症の結果生じているケロイド・肥厚性瘢痕を腫瘍と考え治療すると，放射線治療の方法が変わり，十分な効果が得られないことがある。よって，適切な照射線量や照射方法を放射線治療の専門医と相談しながら施行することが大

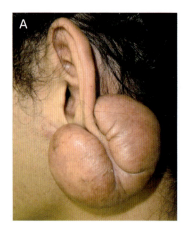
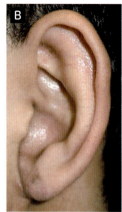
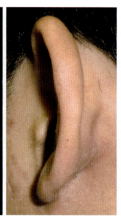

図5 耳垂部のケロイドに対する楔状切除法

A：術前，B：術後1年半正面・側面
耳垂部ではV字型にケロイドを全切除し縫合する。ピアスから生じる初発のケロイドの場合は，多くがこの楔状切除で治療可能である。本症例は術後放射線治療を行っている。

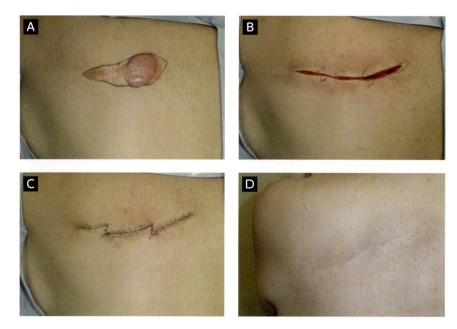

図6 肩甲部のケロイドに対する切除およびZ形成術

A：術前（切除デザイン），B：術中（Z形成術のデザイン），C：術直後，D：術後1年半
肩甲部や胸部は日常生活で水平方向に張力がかかるため，水平方向の張力を分散するためにZ形成術を施行する。本症例は術後放射線治療を行っている。

切である。ケロイドに対する放射線治療の考え方も変化しつつあり，発がんのリスクは最小限に抑えることができている。

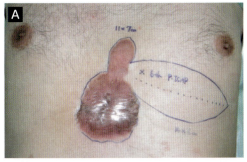
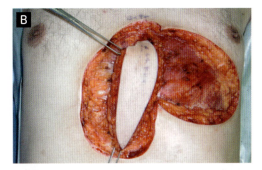
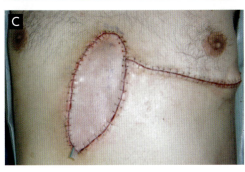
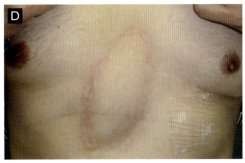

図7 │ 胸部のケロイドに対する切除および皮弁術

A：術前（切除および皮弁のデザイン），B：術中（皮弁の移動），C：術直後，D：術後3年
大きなケロイドは皮弁で再建することがある。本症例は術後放射線治療を行っている。

3. 縫合の基本

　いかなる手術でも常に意識すべきことは，ケロイド・肥厚性瘢痕が生じるのは真皮であり，真皮をいかに愛護的に扱うか，ということである。真皮を引き寄せて縫うと，真皮に過剰な張力がかかり，ケロイド・肥厚性瘢痕発症のリスクが増大する。すなわち，真皮よりも深い部分を縫合し，真皮が自然に密着するような縫合をしなければならない（図8[1]，9）。張力のかかる場所において真皮縫合で創を引き寄せるのは，無意味であるばかりか有害である。

　そのため，筋膜など深くて強固な組織で縫合することが大切である。皮膚に強い張力がかかる体幹においては，皮膚から筋肉までの厚みがあるため，何層も縫合し，真皮の減張を図る。四肢などでは皮下組織内の浅筋膜[*1]をしっかりと縫合し，真皮の減張を図る。

＊1：浅筋膜とは，脂肪層の中にある線維性の組織であり，糸がしっかりかかると，糸を引っ張ってみたときにしっかり組織を寄せることができる。

　「減張縫合」という言葉が使われることがあるが，ケロイド・肥厚性瘢痕予防のための減張縫合は，「真皮を減張する」縫合，すなわち筋膜や皮下組織の縫合と考える

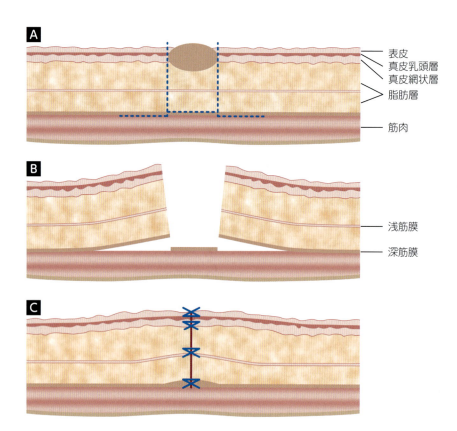

図8｜張力が強くかかる部位の縫合
A：腫瘍や瘢痕などの切除では直下の脂肪層も切除（青色破線）
B：深筋膜と筋肉の間を剥離し，深筋膜をしっかり縫合
C：深筋膜，浅筋膜・脂肪層を縫合すると，自然に真皮同士が密着する状態となる（赤色実線）．その状態から真皮縫合を開始し，表面を縫合
ケロイド・肥厚性瘢痕は真皮網状層から発生することを常に認識する必要がある．

（文献1，p39より引用）

べきである．減張縫合イコール真皮縫合であってはならない．

1）深筋膜縫合

　体幹では，深筋膜は強固なので0や2-0ポリジオキサノン縫合糸（PDS*Ⅱなど）などの吸収糸で縫合する．糸は結節保持力，抗張力ともに優れているものを選択すべきである．

　たとえば同じエチコン社製の吸収糸でも，この点でPDS*Ⅱは，ポリグラクチン910縫合糸（バイクリル®）よりも優れている．この際，基本は結節縫合であり，左右の血流が再開しにくく，また1箇所で切れると傷がすべて開いてしまう連続縫合はすべきではない．緊張が強い場合は，水平マットレス縫合にて深筋膜を縫合してもよい．棘付きのノットフリー縫合糸（STRATAFIX®など）を用いる方法もある．

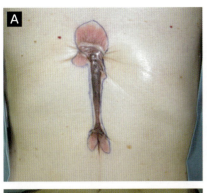
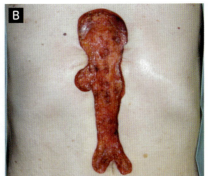
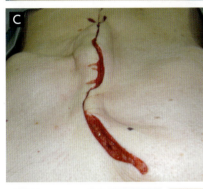
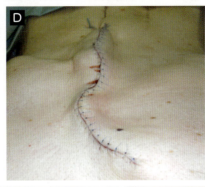
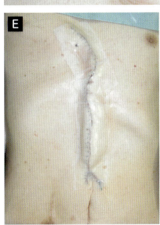
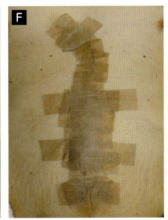
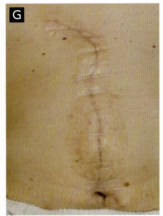
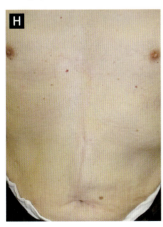

図9｜腹部のケロイド・肥厚性瘢痕切除手術

A：術前の切除デザイン
B：瘢痕と直下の脂肪層を全切除
C：深筋膜・浅筋膜縫合直後
D：真皮縫合と表面縫合直後
E：術直後の非固着ガーゼによるドレッシング
F：術後のサージカルテープ固定
G：術後6カ月
H：術後2年

深筋膜・浅筋膜縫合直後に，創縁がほぼ密着する状態となるのが理想である。真皮縫合は"創を寄せる"ために行うのではなく，"創を合わせる"ために行う。真皮に糸をかけて創を寄せると，炎症が生じ，ケロイド・肥厚性瘢痕の原因となる。本症例では術後放射線治療は行っていないが，術後6カ月でほぼ炎症は消失しており，盛り上がっていた創面も徐々に平坦化しつつあるのがわかる（G）。術後2年で創部はほぼ平坦化し，成熟瘢痕となった（H）。

棘で組織にかかる力を分散することができ，1箇所切れても傷が開くことは少ないという特徴がある。

2）浅筋膜縫合

深筋膜縫合の次は，浅筋膜を2-0や3-0ポリジオキサノン縫合糸にて縫合する。浅筋膜にかからず，脂肪組織のみに糸がかかると，組織がちぎれてしまい減張の効果が減弱する。浅筋膜のレベルでの縫合が終了すると，真皮縫合をしなくても，創が互いにほぼ密着する。創を十分に隆起させて縫合させると，真皮にかかる張力が最小限となる。浅筋膜層は脂肪の厚みによって，1〜2層程度縫合するとよい。

3）真皮縫合

真皮縫合は4-0や5-0ポリジオキサノン縫合糸で，創縁がほぼ合っている状態で軽く縫合する。真皮縫合において創縁を強い力で寄せなければならない状態では，まだ皮下縫合が足りない。真皮縫合では，真皮の最下層同士を軽く縫合する。その後，皮膚に炎症反応がほぼ生じない6-0ポリプロピレン糸やナイロン糸（Prolene®やETHILON®）などの非吸収糸にて表面縫合を行う。表皮から真皮の最上層のみに針を通し，軽く表面を合わせる程度で十分である。

ダーマボンド®などの縫合用接着剤は，創面の段差をぴったり合わせるには技術を要し，縫合面に接着剤が流入してしまうこともあるため注意する。

ステープラーは縫合糸痕が残存することがあり，短期間で抜鉤しなければならず，さらにここからケロイド・肥厚性瘢痕が生じることもあるので，できるだけ用いないようにする。

4．Z形成術

前述したように，ケロイド・肥厚性瘢痕の成因には創にかかる張力が関与する。ケロイド・肥厚性瘢痕は真皮網状層から生じるため，真皮網状層に力がかからないように，深いところで筋膜などを利用して縫合し，深部の縫合が終了した時点で真皮同士が自然と密着した状態をつくるのが基本である。しかし，四肢など部位によっては，皮下組織が薄く，深いところの縫合で皮膚を寄せることが困難な場合もある。そのようなとき，効果的に創にかかる張力を分断できるのがZ形成術である（図10）。好ましくない方向に切開された創を分断する目的でも使用される。瘢痕を分断すると，瘢痕にかかる力が弱まり，炎症が軽減し，成熟瘢痕になる時間が軽減する（図11）。

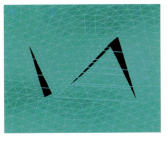 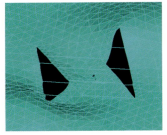 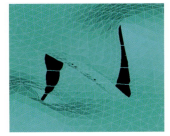

図10 | Z形成術

三角弁を入れ換えることで,瘢痕を分断する効果がある。

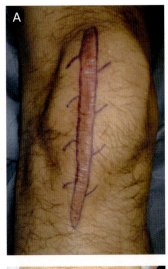 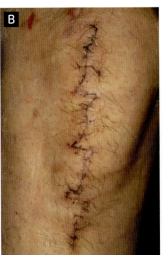 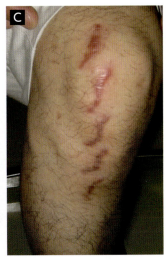

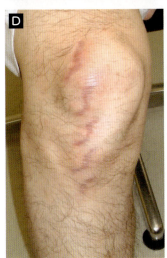 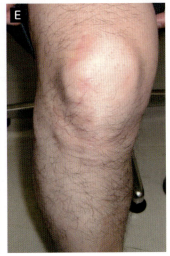

図11 | 膝関節の肥厚性瘢痕に対するZ形成術

A:術前(Z形成術のデザイン)
B:術後2週間
C:術後3カ月
D:術後6カ月
E:術後1年

Z形成術を行うことで,まず短軸方向の瘢痕の炎症が消失し,瘢痕全体の炎症が軽減し,成熟瘢痕となっていることがわかる。

5. 部位別の手術

1) 顔面

下顎部の手術では，下顎のラインに沿った切開・縫合を行う（図12）。線維塊のみを切除する，くり抜き法を行ってもよい。傷の長さが多少長くなってしまっても，下顎のラインに沿った切開が張力を分散する意味では良く，ケロイド・肥厚性瘢痕の再発のリスクが減少する。ただし，手術しても下顎のざ瘡は再発しやすく，そこから新たなケロイド・肥厚性瘢痕が発症する可能性が高いため，ざ瘡自体の予防・治療が最優先である。

2) 耳垂

手術では，ピアス孔が耳垂の中央にある場合は楔状切除・縫合が可能であることが多い（図5）。手術後に再発したケロイド・肥厚性瘢痕や，耳鼻科での手術後のケロイド・肥厚性瘢痕においては，頬部皮膚と癒着している場合が多いため，Z形成術や局所皮弁術を行い耳垂の形状を再建すると同時に，胸部への連続した瘢痕を分断する必要がある（☞Ⅲ章-8 図4）。

縫合は表面縫合のみでよく，6-0ナイロン糸やポリプロピレン糸を用いるとよい。

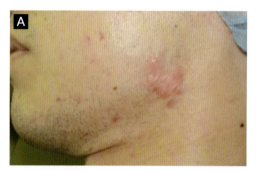
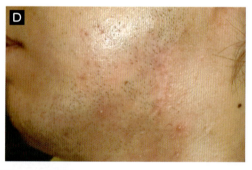
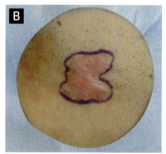
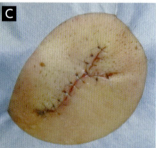

図12 | 下顎のざ瘡後肥厚性瘢痕の手術
A：術前
B：切除デザイン
C：下顎のラインに沿った縫合
D：術後1年半

3） 耳介

　　手術では，耳介の形状を維持することが大切であるためくり抜き法がよい（図4）。軟骨を貫通するピアスから生じたものが多いが，初発例では軟骨膜とケロイド・肥厚性瘢痕が連続していることは稀であり，手術では軟骨膜を温存できる。

　　耳介の前面・後面だけに隆起しているものは，片面のみをくり抜き法にて切除あるいは紡錘形切除できることもある。小さいものは楔状切除を行ってもよいが，耳介の側面に小さなZ形成術を行うと，耳輪にくびれができずに整容的に良好な結果が得られる。

　　縫合は表面縫合のみでよく，6-0ナイロン糸やポリプロピレン糸を用いるとよい。

4） 頸部

　　頸部は頭尾方向に強い張力がかかるため，頭尾方向に縫合した傷や熱傷などからケロイド・肥厚性瘢痕が発症しやすい。よって，頸部のケロイド・肥厚性瘢痕ではしわに沿った横切開がよい。頭尾側方向のケロイド・肥厚性瘢痕に対しては，創を分断するようにZ形成術を施行する（☞Ⅲ章-8 図3）。

5） 前胸部

　　前胸部のケロイド・肥厚性瘢痕は，ざ瘡によるものと，心臓疾患や気胸の手術によるものが大半である。

　　胸部正中切開手術後のケロイドでは，ケロイド・肥厚性瘢痕の直下の脂肪組織も切除し，左右の大胸筋の深筋膜を吸収糸でしっかり縫合する（図13）。深筋膜や浅筋膜を縫合した時点で，創縁が自然に密着する状態にしてから真皮縫合を行うとよい。

　　短い切開では頭尾方向に伸展されることはあまりないため，Z形成術は不要であるが，上腹部まで連続する比較的長い切開の場合は，胸骨下縁辺りでZ形成術を入れるとよい。

　　ざ瘡から発生し水平方向に増大するケロイドの手術では，ケロイドの直下の脂肪組織も切除し，頭側と尾側の大胸筋筋膜を吸収糸でしっかり縫合する（図14）。深筋膜や浅筋膜を縫合した時点で，創縁が自然に密着する状態にしてから真皮縫合を行うとよい。適宜Z形成術を行う（☞Ⅲ章-4 図8）。小さいものは局所麻酔手術でも治療可能である。

6） 肩甲部

　　肩甲部のケロイド・肥厚性瘢痕は，主にざ瘡によるものである。肩甲部には日常生活において，主として左右・水平方向に張力がかかる。よって，水平方向の縫合はケロイド・肥厚性瘢痕を発症するリスクが高い。できるだけ頭尾側方向に縫合するが，

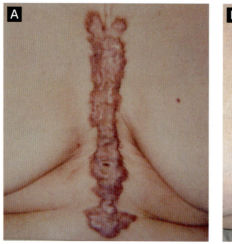
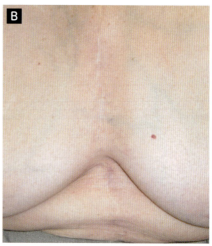

図13 前胸部正中切開後ケロイドの手術および術後放射線治療

A：術前，B：術後4年

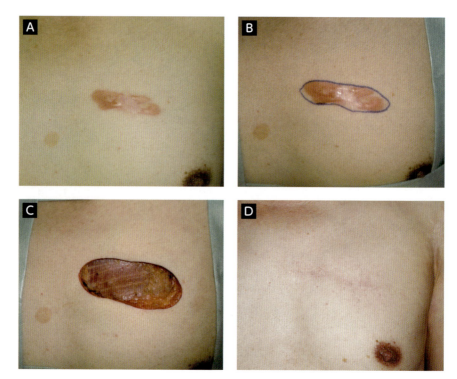

図14 胸部ざ瘡後の水平方向に増大するケロイドに対する手術および術後放射線治療

A：術前
B：切除デザイン
C：ケロイドと直下の脂肪層の全切除
D：術後3年

水平方向に縫合せざるをえない場合は，Z形成術で張力を解除するとよい（図6）。

7）上・下肢

①上肢

上腕部のケロイド・肥厚性瘢痕の多くは，小児期のBCG注射によるものが多い。そのほか，ざ瘡や帯状疱疹，クラゲ刺傷や刺青除去後の傷などからも発症する（☞Ⅰ章-1 図3）。

張力のかかる方向は上肢の長軸方向が主であるため，創が長くなる場合は，Z形成術をいくつか入れると張力が解除されてよい（図15，☞Ⅲ章-2 図5）。

前腕部のケロイド・肥厚性瘢痕の多くはリストカットであるが，リストカットの多くは横方向の傷であるため，ケロイドのように増大するものは稀で，多くは肥厚性瘢痕である。切除して皮下縫合でしっかり創を寄せて単純縫合する。いわゆる根性焼きなどの熱傷から円形の瘢痕を生じている場合は，できるだけ横方向に切除するが，複数の円形瘢痕をまとめて切除する場合はジグザグに縫合し，力を分散する。

②下肢

大腿や下腿のケロイド・肥厚性瘢痕の多くは整形外科手術によるものである。関節部にまたがるものでは，しわに沿った横方向の縫合が理想であるが，ケロイドの幅が広い場合は，全摘せずにZ形成術や局所皮弁で瘢痕を分断するだけでも張力が解除される。

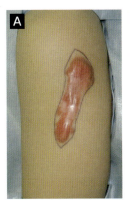 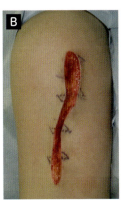 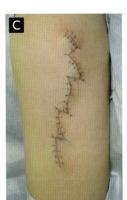 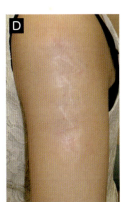

図15｜上腕のBCGケロイドに対する手術および術後放射線治療
A：術前（切除デザイン）
B：術中（Z形成術のデザイン）
C：術直後
D：術後2年
Z形成術を施行すると，瘢痕の幅が広くなりにくく，整容的に優れた結果となる。

8）下腹部・恥骨上部

①下腹部

下腹部のケロイド・肥厚性瘢痕は，多くが外科手術によるものである。

腹部正中切開の場合は，Z形成術などで創を分断するとよい。横切開の場合は，そのまま縫合すればよいが，創が長くなる場合は，腹部中央にZ形成術を1箇所入れると水平方向の張力が解除されてよい。

虫垂炎の手術や，内視鏡の手術による比較的短い創からできた円形のケロイド・肥厚性瘢痕は切除して，できるだけ水平に縫合する。

②恥骨上部

恥骨上部は毛包の閉塞によるものが多いが，外科手術の創から連続するものも多い（図16）。鼠径部のしわに沿ったラインで切除・縫合するが，創が長くなる場合はZ形成術を施行したり，皮弁を使用したりすることもある。

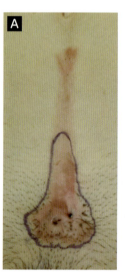 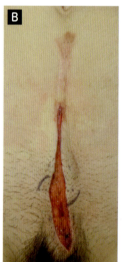 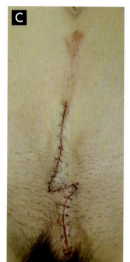 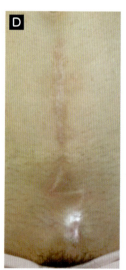

図16 │ 下腹部・恥骨上部のケロイド
A：術前（感染を繰り返す部分のみ切除するデザイン）
B：術中（Z形成術のデザイン）
C：術直後
D：術後1年半
創が長くなるときはZ形成術で真皮の減張を図るとよい。

◆ 文　献 ◆

1) 瘢痕・ケロイド治療研究会，編：ケロイド・肥厚性瘢痕 診断・治療指針 2018. 全日本病院出版会，2018.

Ⅱ 治療法各論

6 放射線治療

1. 放射線治療の概念

　ケロイドや肥厚性瘢痕に対する放射線治療は，1895年にX線が発見された直後から経験的に行われている．100年以上の歴史を通して，その治療効果も認知されている．現在は，ケロイドそのものに放射線を照射して治療する"放射線一次治療(primary radiation therapy)"と，術後に再発予防目的で使用する"術後放射線併用療法(postoperative adjuvant radiation therapy)"の2通りの治療法が世界的に行われている．

　線種としては電子線が広く使用されている．小線源を用いた組織内照射やモールド照射の報告もある(図1)．電子線は，皮膚表面付近に最大線量があり，その後急速に減衰するため，深部臓器への影響は少ない．

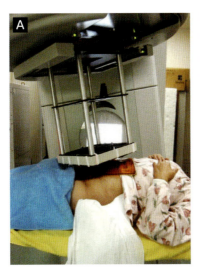 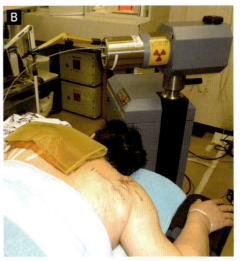

図1 放射線治療装置
A：電子線照射装置
B：小線源治療装置

1) 放射線一次治療

放射線一次治療に関しては一定の効果が認められているものの，厚みのあるケロイドに対しては照射線量を上げなければならず，副作用が問題となる。

ケロイドの色調や隆起は改善し，成熟瘢痕となる(図2)。白い成熟瘢痕となるが，瘢痕の形状は残存するため整容的結果は手術に比べて良好とは言えない。24〜30Gy×4〜5回/2〜5週の照射で効果が得られるとされている。

2) 術後放射線併用療法

一方，術後放射線併用療法に関して，ケロイド切除後の電子線照射は保険適用されており，全国で幅広く行われている。術後の放射線治療では，従来は術直後に開始すべきとされているものの，近年では必ずしも術直後からの照射は必要ないとの報告もある。ただし，多くの施設では術後2〜3日以内に照射を開始するのが一般的である。

2. 放射線治療の効果

多くの研究者は，ケロイドの本体は線維芽細胞が出す膠原線維であり，線維芽細胞の働きを抑制するのが放射線治療であると考えているが，筆者はその効果は血管新生の抑制であると考えている。血管腫や動静脈奇形に対して放射線治療が有効なこと，毛細血管はリンパ組織や骨髄，粘膜などについで放射線感受性の高い組織であることからも推察できる。まだ放射線治療の真の効果は明確にはわかっていない。

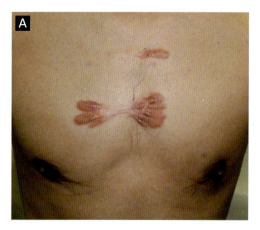 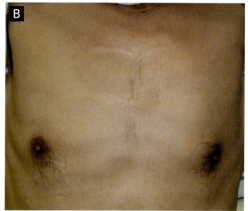

図2 | 放射線一次治療
A：治療開始前，B：治療開始後1年半

3. 放射線治療の実際

1) 照射線量

ケロイド切除後48時間以内に照射をする場合，生物学的効果の目安として生物学的実効線量（biological effective dose；BED）を考える必要があるが，30Gyで有意に再発率を低下させうるとされている。BEDは，1回線量×照射回数×[1＋1回線量/（α/β値）]と計算されているが，一般に急性期反応組織やがん細胞ではα/β値は10程度と考えられており，ケロイドでは10として計算することが多い。よってBEDは，1回線量×照射回数×（1＋1回線量/10）と計算され，BED 30Gyは20Gy/4分割/4日間に相当する。下記のように，部位別に照射方法を変えるプロトコルが有効であると報告されている[1]。

- 前胸部，肩甲部，恥骨上部：BED 30Gy（20Gy/4分割/4日間）
- 耳垂：BED 15Gy（10Gy/2分割/2日間）
- その他の部位：BED 22.5Gy（15Gy/3分割/3日間）

2) 照射方法

電子線は皮膚表面付近に最大線量があり，その後急速に減衰すると考えられるため，適当な厚さの人体と等吸収値のボーラスを挟むことにより目的部位である皮膚表面付近に最大線量が照射できるようにする。ただし，耳などの小さな照射範囲にはボーラスを使用しなくてよい。また，凹凸が著しい場合は圧着する工夫が必要である。

照射範囲は，手術創から5mm～1.5cm程度の余裕を持って決定する。創に直接貼付しているポリウレタンフィルムにデザインし，それをトレースして1mm圧の鉛板をくり抜き，ブロックを作成する（図3）。

◆ 文 献 ◆

1) Ogawa R, et al:Postoperative radiation protocol for keloids and hypertrophic scars: statistical analysis of 370 sites followed for over 18 months. Ann Plast Surg. 2007;59(6):688-91.

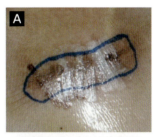
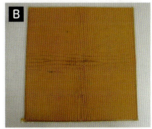
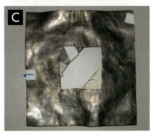

図3 | 電子線照射の実際

A：照射野のマーキング，B：ボーラス，C：鉛板のブロック

Ⅱ 治療法各論

7 レーザー治療

1. レーザー治療の概念

傷あとに使うレーザーには,現在は健康保険を適用することはできない。

『ケロイド・肥厚性瘢痕 診断・治療指針 2018』には,ケロイド・肥厚性瘢痕に対するレーザーとして,色素レーザー(585nm,595nm)[1]やNd:YAGレーザー(532nm,1,064nm)[2](図1),フラクショナルレーザー[3]の文献報告があるが,現時点においては595nm色素レーザーのエビデンスが最も高い。筆者は色素レーザーよりもNd:YAGレーザーのほうが深くまで照射でき,効果は高いと考えている(図2〜4[4])。

1) 血管作動性レーザー

上記のような血管作動性レーザーは,微小血管の破壊が主な作用機序であると考えられている。しかし,炎症の強いケロイド,厚みのあるケロイド・肥厚性瘢痕にはレーザーの効果は少ない。

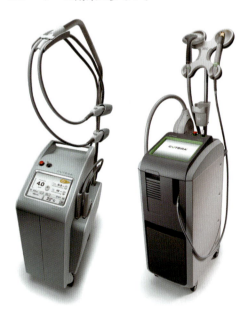

図1 | レーザー(キュテラ社)
右のXEOプラットフォームは,フラクショナルレーザーと1,064nmNd:YAGレーザーの瘢痕・ケロイド治療に特化した組み合わせで用いることができる。

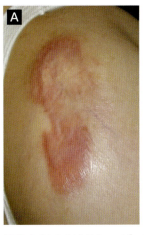 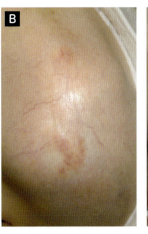 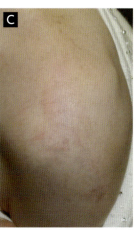

図2 Nd：YAGレーザーで治療した左肩ケロイド

A：治療開始前, B：治療開始後2年, C：治療開始後2年半

（文献4より引用）

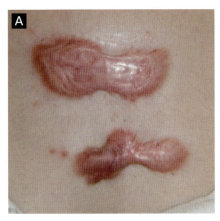 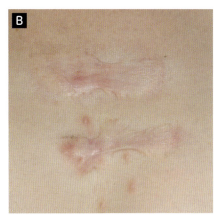

図3 Nd：YAGレーザーで治療した胸部ケロイド

A：治療開始前, B：治療開始後1年半

（文献4より引用）

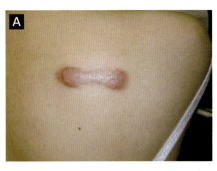 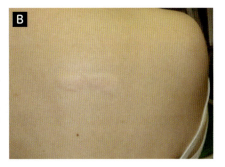

図4 Nd：YAGレーザーで治療した右肩甲部ケロイド

A：治療開始前, B：治療開始後3年

（文献4より引用）

2) CO_2レーザー

一方,ケロイド自体を削り取ってしまうCO_2レーザーは,新たな傷をつくって余計ケロイドを悪化させることがあるので,使用すべきではないと考えられる.

3) フラクショナルレーザー

炎症がとれた成熟瘢痕,すなわち単なる傷あとに使われるレーザーはフラクショナルレーザーである(図5,6).アブレイティブ・フラクショナルレーザーとノン

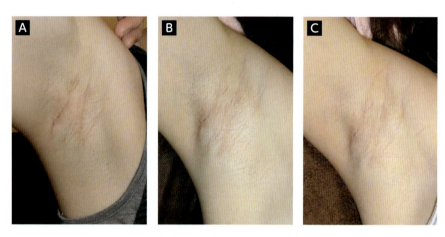

図5 Er:YAGフラクショナルレーザーで治療した腋臭症術後の瘢痕

A:治療開始前,B:治療開始後3カ月,C:治療開始後6カ月
1カ月に1回のペースで照射した.凹凸の軽減が認められる.

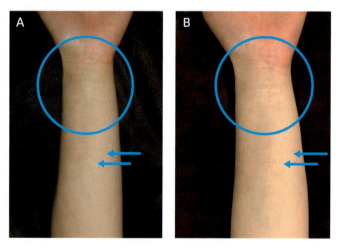

図6 Er:YAGフラクショナルレーザーで治療した前腕のリストカットによる瘢痕

A:治療開始前,B:治療開始後6カ月
1カ月に1回のペースで照射した.凹凸の軽減が認められ,幅の細い線状瘢痕は目立たなくなった(青色円と青色矢印).

アブレイティブ・フラクショナルレーザーとがあり，効果が異なる。見た目の改善が良いのはアブレイティブ・フラクショナルレーザーであるが，レーザーによる傷が目立つダウンタイムがある点や色素沈着を起こすことがある点が欠点である。

　アブレイティブ・フラクショナルレーザーには，機種によって炭酸ガス（CO_2），Er：YAG，Er：YSGGなどいくつかの種類がある。細かい傷をつくって皮膚の再生を促す。凹凸の目立つ瘢痕などがなだらかになるため，ざ瘡後の凹凸のある肌質の改善や，凹凸が残った細い線状瘢痕などには良い適応である。ある程度幅のある瘢痕は切除・縫合したほうが良い結果となる。

◆ 文　献 ◆

1) Alster TS, et al：Treatment of keloid sternotomy scars with 585 nm flashlamp-pumped pulsed-dye laser. Lancet. 1995；345(8959)：1198-200.
2) Koike S, et al：Nd:YAG Laser Treatment for Keloids and Hypertrophic Scars: An Analysis of 102 Cases. Plast Reconstr Surg Glob Open. 2015；2(12)：e272.
3) Azzam OA, et al：Treatment of hypertrophic scars and keloids by fractional carbon dioxide laser: a clinical, histological, and immunohistochemical study. Lasers Med Sci. 2016；31(1)：9-18.
4) Koike S, et al：Nd:YAG Laser Treatment for Keloids and Hypertrophic Scars: An Analysis of 102 Cases. Plast Reconstr Surg Glob Open. 2015；2(12)：e272.

Ⅱ 治療法各論

8 メイクアップ治療

1. メイクアップ治療の概念

　たとえば顔に大きな傷ができたり，目立つ傷あとがあったりすれば，人前に出にくくなる。人に会うたびに「どうしたの？」と言われるのが精神的苦痛となり，うつ状態になることも多い。毎日鏡を見るたびに，その傷に目が行く状況となる。顔や手など露出部の傷あとは，心の問題に直結する。

　傷の治療には時間がかかるもので，目立たなくなるまでに数年くらいかかることもある。患者の精神的苦痛が大きいその時期に，メイクアップ治療が大きな役割を果たす。リハビリメイク®などの特殊なメイクをすることで，傷あとをほぼわからなくすることが可能となった（図1）。患者自身でこのようなメイクを短時間で行うこと

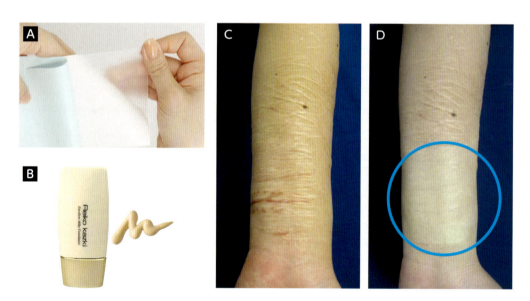

図1 リハビリメイク®

A：かづき・デザインテープ（メイク用極薄テープ），B：エクセレントミルキーファンデーション，C：メイク前，D：メイク後
前腕の上部はファンデーションのみ塗布しているが，瘢痕の凹凸は改善していない。青色円内はテープを貼ってからファンデーションを塗布しているため，凹凸が改善し，色調も改善しているため瘢痕が目立たない（D）。

ができるため,精神的にも解放されることが多い。このような治療をメイクアップセラピーやメンタルメイクセラピーと言うが,筆者の病院でもメイクアップセラピストと一緒にこのような外来を行い,精神面の改善を目的とした治療を行っている(図2〜4)。傷を治す医者は,傷だけを診るのではなく,心も診る必要がある。

2. メンタルメイクセラピー

公益社団法人 顔と心と体研究会では,2018年に内閣総理大臣の認定を受け,メンタルメイクセラピスト®資格認証制度を開始した。メンタルメイクセラピーの最終目標は,単に傷あとをメイクで隠すことではなく,患者がメイクという手段を学

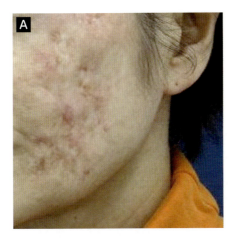
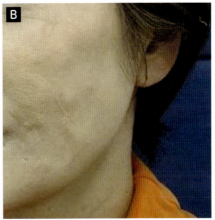

図2 顔面の肥厚性瘢痕に対するリハビリメイク®
A:メイク前, B:メイク後

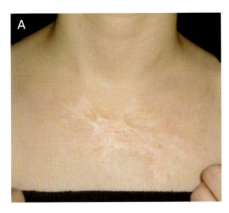
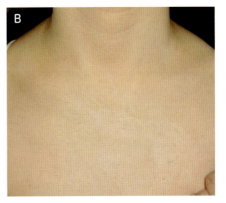

図3 前胸部の熱傷後瘢痕に対するリハビリメイク®
A:メイク前, B:メイク後

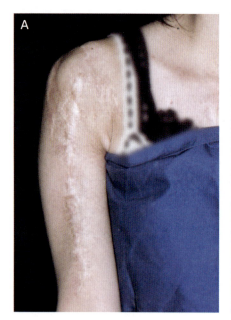 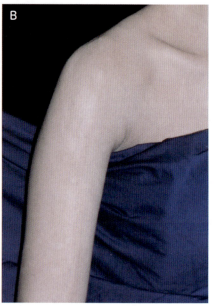

図4 | 右上腕の熱傷後瘢痕に対するリハビリメイク®
A：メイク前，B：メイク後

ぶことにより，いつでも傷あとを隠せると自信を持ち，さらにはありのままの外観を受容し，社会に復帰することを手助けすることにある．このような資格を持ったメンタルメイクセラピスト®が増加することで，現在の医療技術だけでは改善できないような傷あとを持つ患者が社会復帰できる可能性が高まると考えられる．メンタルメイクセラピスト®が病院で活躍する時代が近づいている．

Ⅲ
診療科各論

1 皮膚科――ざ瘡関連の ケロイド・肥厚性瘢痕

1. ざ瘡や毛包炎から発生するケロイド・肥厚性瘢痕

　ケロイド・肥厚性瘢痕の多くは，ざ瘡や毛包炎といった毛包の炎症が遷延して生じるものである。特に集簇性ざ瘡の場合は，高率にケロイド・肥厚性瘢痕が生じる（図1）。ただし，多くの患者がケロイド・肥厚性瘢痕の原因を認識しているわけではないことを考えると，集簇性ざ瘡というよりは尋常性ざ瘡や毛包炎などの炎症が遷延し，悪化するものも多いと考えられる。いわゆる頭髪や腋毛などの終毛性毛包

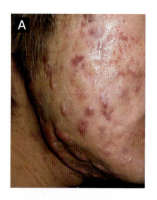
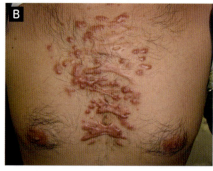
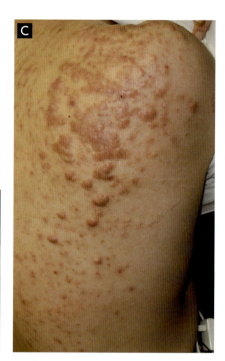

図1｜集簇性ざ瘡から発症したケロイド・肥厚性瘢痕
A：顔面
B：前胸部
C：肩甲部

や，うぶ毛を有する軟毛性毛包ではなく，脂腺が大きい脂腺性毛包に由来するざ瘡や毛包炎がケロイド・肥厚性瘢痕の原因となりやすい。脂腺性毛包は顔面，前胸部，項部，背部に多く存在するが，中でも物理的刺激が加わる（皮膚が常時伸展・収縮を繰り返す）部位である下顎〜頸部，前胸部，肩甲部がケロイド・肥厚性瘢痕の好発部位となる。脂腺性毛包の分布とざ瘡の分布は一致するが，これらの部位すべてでケロイド・肥厚性瘢痕が発症するというわけではない。

2. ざ瘡の治療

ざ瘡が制御できなければ，いくらケロイド・肥厚性瘢痕を治療しても再発を繰り返し，さらに新たなケロイド・肥厚性瘢痕ができてきてしまう。ざ瘡が制御できていない状態での放射線治療などは，次の治療手段が少なくなってしまうため，控えなければならない。『尋常性痤瘡治療ガイドライン2016』（日本皮膚科学会）を参考にしてざ瘡の治療を行うと同時に，可能な限りケロイド・肥厚性瘢痕治療を行っていく努力が必要である。

1）外用治療

ざ瘡の外用治療としては，推奨度の高い，アダパレン（ディフェリン®ゲル），過酸化ベンゾイル（ベピオ®ゲル），クリンダマイシンリン酸エステル水和物・過酸化ベンゾイル配合（デュアック®配合ゲル），オゼノキサシン（ゼビアックス®ローション），アダパレン・過酸化ベンゾイル配合（エピデュオ®ゲル）などが効果的である。

外用抗菌薬単剤としては従来，ナジフロキサシン（アクアチム®），クリンダマイシンリン酸エステル（ダラシンT®）が使用されている。

2）内服治療

ざ瘡の内服治療としては，ドキシサイクリン（ビブラマイシン®など），ミノサイクリン（ミノマイシン®など），ロキシスロマイシン（ルリッド®など），ファロペネムナトリウム水和物（ファロム®など）などの推奨度が高いが，個人的にはスペクトルの広いレボフロキサシン水和物（クラビット®など）が集簇性ざ瘡をはじめとしたざ瘡全般をよくコントロールできる印象を持っている。1日1回の内服でよいため使用しやすく，数日間の内服でざ瘡が軽快することが多く使いやすい。

3. ざ瘡の治療と並行して行うケロイド・肥厚性瘢痕治療

まだ炎症性ざ瘡がある状態でのケロイド・肥厚性瘢痕では選択肢が限られるが，硬結を認める部分のみに副腎皮質ホルモンのテープ剤（☞Ⅱ章-2 図1）を使用するのがよい。特にデプロドンプロピオン酸エステル製剤（エクラー®プラスター）はフルドロキシコルチド（ドレニゾン®テープ）よりも高い効果を有し，ドレニゾン®テープでは改善しなかったケロイド・肥厚性瘢痕でも改善させることができるようになった。硬結・隆起している部分のみにエクラー®プラスターを貼付し，その他の部分にはざ瘡治療の外用薬を使用するとよい。適宜ざ瘡の内服治療薬も併用する。硬結部には24時間の貼付が好ましいが，外出時に貼付困難であれば，自宅にいる間のみしっかり使用してもらう。貼付時間は短くなるため，治療期間は長くなる（図2）。

副腎皮質ホルモン剤の注射，トリアムシノロンアセトニド（ケナコルト-A®）や各種軟膏・クリームは，硬結・隆起部位のみに薬剤をとどめることが困難で，周囲のざ瘡を悪化させることがあり，副腎皮質ホルモンのテープ剤に比べて使いにくい。

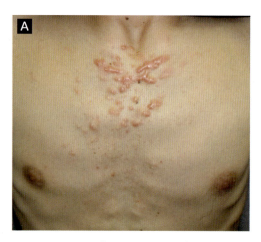
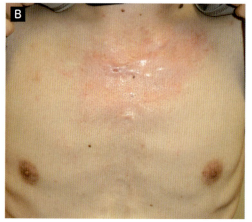

図2 クラビット®内服とエクラー®プラスターにて治療した前胸部の集簇性ざ瘡およびケロイド
A：治療開始前，B：治療開始後1年

4. ざ瘡の炎症が収束したあとに行うケロイド・肥厚性瘢痕治療

ざ瘡が収束したあとは，『ケロイド・肥厚性瘢痕 診断・治療指針 2018』に沿った治療が可能となる。すなわち，ケロイド・肥厚性瘢痕が多発している場合には，一般的にエクラー®プラスターを中心とした副腎皮質ホルモンテープ剤を主体に（図3）適宜トリアムシノロンアセトニド（ケナコルト-A®）の注射を行い，効果が得ら

れない場合，最終手段として手術および術後放射線治療にてすべてを切除してしまう方法がある（図4）。

ただし，単発性の小さいものや，集簇性ざ瘡を原因とするものの隆起や大きさが軽度のケロイド・肥厚性瘢痕の場合は，放射線治療は要さず，手術および術後の副腎皮質ホルモンテープ剤の併用で治療できる可能性がある。

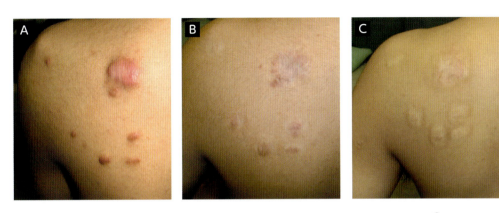

図3 ｜ 肩甲部のざ瘡ケロイドに対する副腎皮質ホルモンテープ剤（ドレニゾン®テープ）による治療

A：治療開始前，B：治療開始後1年，C：治療開始後2年

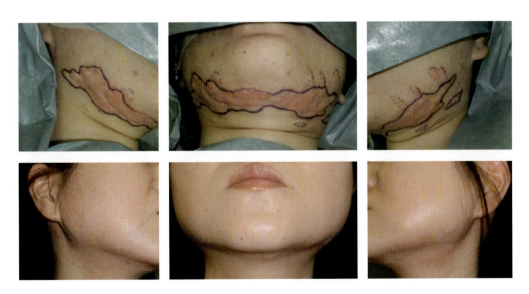

図4 ｜ 下顎のざ瘡ケロイドに対する手術および術後放射線治療

上段：術前（切除デザイン），下段：術後1年半

Ⅲ 診療科各論

2 小児科──BCG関連のケロイド・肥厚性瘢痕

1. BCG接種によるケロイド

　結核を予防するワクチンである「BCG」とは，このワクチンを開発したフランスのパスツール研究所の研究者の名前を冠した菌Bacille Calmette-Guérin（カルメットとゲランの菌）の頭文字をとったものである。厚生労働省のウェブサイト[1]によれば，このBCGワクチンは，上腕外側の中央部に接種するものとされており，その他の場所への接種は，「医薬品，医療機器等の品質，有効性及び安全性の確保等に関する法律」（薬機法）上認められていないとのことである。また，肩の部分に接種を行うとケロイドを生じやすいという報告がある旨，記載されている。

1）症状

　BCGワクチンを接種してから2週間くらい経つと，針の痕に一致して発赤や硬結が生じ，その後化膿してかさぶたをつくることがある。このような症状は特に接種後5〜6週頃に最も強く現れるとされているが，ケロイド体質のある患者では，このような慢性化した炎症がケロイドの直接的な原因となる（図1）。

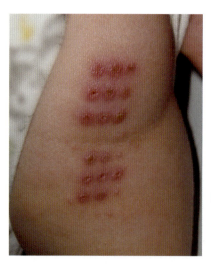

図1 BCG接種後1カ月半

一部に化膿して形成された痂皮を認める。このように炎症が慢性化しつつあるときは副腎皮質ホルモン剤の外用を使用する。

2) 機序

BCGはウシ型結核菌を用いて毒性を弱めた生ワクチンである。BCG接種では，結核菌の菌体蛋白が皮膚に入り，マクロファージに貪食させて抗原情報をTリンパ球に伝えることにより，Tリンパ球を感作させるのが目的であるため，皮膚で炎症・免疫反応を生じさせるために行われていると言える。よって，ケロイド体質がある患者では，ケロイド発症の誘因となってしまう（図2）。

実際，結核予防法は2004年に改正され，BCG接種はツベルクリン反応検査を省略して乳児期に1回のみ実施することとなった。以前，BCGの再接種が小学校入学時に行われていた際は，成長期で接種部位に皮膚の張力があり，運動性も高く，よりケロイドは発生しやすかったことが推測される（図3）。最近では上腕のBCG接種によるケロイドの患者は減少している印象がある。

2. BCG接種後のケロイドを予防するには

BCGを接種する上腕は，肩に近い近位部では上肢の運動で皮膚に緊張がかかりやすいため，ケロイド発症のリスクが高まる。掻き壊してしまったり，炎症が遷延したりしている状態では，できるだけ速やかに炎症を軽減させることが必要となる。

炎症を軽減するには副腎皮質ホルモン剤（ステロイド）の外用であるが，ステロイドを塗ると細胞性免疫が低下しBCGが活性化する恐れが否定できないので，接

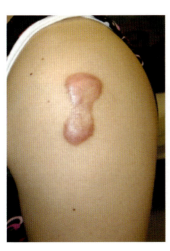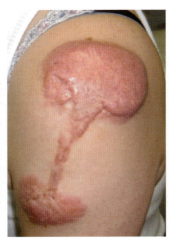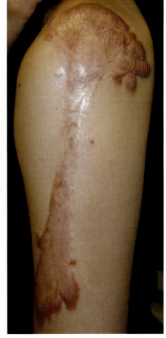

図2 BCG接種後の典型的なケロイド

炎症の強さや期間，体質（全身的因子・遺伝的因子）の関与によって，様々な重症度となる。小児期に腕は長軸方向に伸びるため，上下の皮膚境界部に高い張力が持続し，炎症が持続するためダンベル型のケロイドとなる。

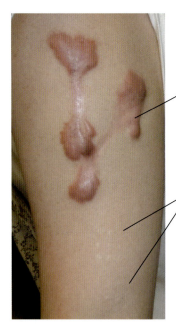

図3 | BCG2回接種の時代のケロイド

本症例では，乳児期に接種された下部ではケロイドを形成せず瘢痕のみを残しているが，2回目に接種された上部で，ケロイドを形成している。

種後10日くらい過ぎてから使用すべきであろう。

　軟膏のステロイドは少量なので重大なことを引き起こす恐れはまずないと考えてよい。二次感染を予防する目的を兼ねて，リンデロン®-VG軟膏などを使用するとよい。数カ月経って，BCG接種部位でいくつかの針穴が赤く隆起し，癒合する傾向があるときは，ケロイドになる可能性が高いため，早めに副腎皮質ホルモンテープ剤を使用すべきであろう。

3. BCG接種後のケロイド・肥厚性瘢痕の治療

　BCG接種後数カ月経って発赤・隆起がある場合は，積極的に副腎皮質ホルモンテープ剤（エクラー®プラスターあるいはドレニゾン®テープ）を使用すべきである。これらのテープは，一般的には半年から数年の間使い続ける必要があるが，毎日しっかりと貼付することで炎症は収束し，ケロイドは成熟瘢痕となる（図4）。この治療を怠ると，炎症は継続し，大きく厚みのあるケロイドとなり，手術および術後放射線治療を行わなければならない状況となるため注意を要する。

　手術をする場合はZ形成術などを行い，長軸方向にかかる力を分散するとよい（図5）。

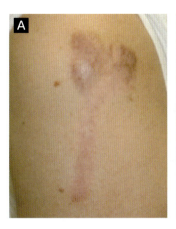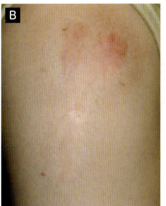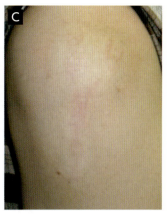

図4 BCGケロイドに対する副腎皮質ホルモンテープ剤などによる保存的治療
A：治療開始前，B：治療開始後10カ月，C：治療開始後16カ月

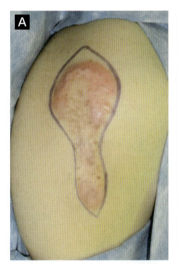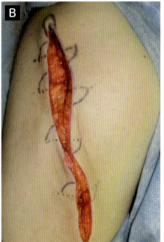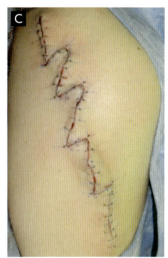
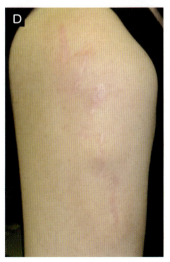

図5 BCGケロイドに対する切除，Z形成術および術後放射線治療

A：術前（切除デザイン）
B：術中（Z形成術のデザイン）
C：術直後
D：術後2年

上腕は長軸方向に張力がかかるため，Z形成術を施行するとよい。術後放射線治療18Gy/3分割×3日間を施行した。

◆ 文　献 ◆

1) 厚生労働省：結核とBCGワクチンに関するQ＆A（2018年10月閲覧）
　　https://www.mhlw.go.jp/seisakunitsuite/bunya/kenkou_iryou/kenkou/kekkaku-kansenshou/bcg/

Ⅲ 診療科各論

3 消化器外科 ── 腹部・内視鏡手術関連のケロイド・肥厚性瘢痕

1. 消化器外科手術の切開線

1) 切開線の方向

　　縫合創の切開線の方向と，日常動作で皮膚に張力がかかる方向が一致してしまうと，術後経過で線維ができて硬くなった創全体に緊張がかかり，瘢痕で炎症が持続し，ケロイド・肥厚性瘢痕発症のリスクが増大する。これは，腹部のケロイド・肥厚性瘢痕は腹直筋の伸展・収縮方向，すなわち張力がかかる縦方向（頭尾側方向）に増大していくことからわかる（図1）。

　　基本的には，日常動作で皮膚に張力がかかる方向と90°に直交する方向に切開・縫合するのが最も創のトラブルが少ない（図2）[1]。すなわち，腹部手術における理想的な切開線は図3のような横切開である。

　　虫垂炎の場合，縦に切開するのではなく，同じく腹直筋に対して90°に近くなるように横切開するとよい（図4）。

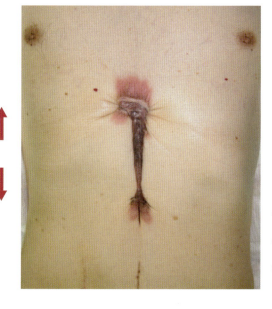

図1 | 腹部にかかる力とケロイド・肥厚性瘢痕の増大方向

腹部では腹直筋の運動による張力が頭尾側方向（赤色矢印）にかかるため，ケロイドの両端に炎症が持続していることがわかる。この縦方向の力を解除する必要がある。

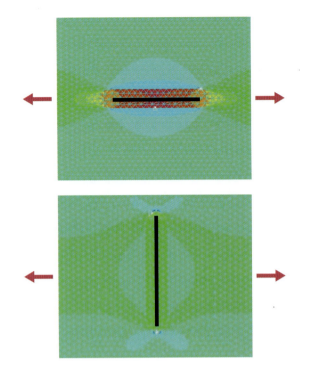

図2 │ 傷にかかる力のコンピュータシミュレーション

皮膚にかかる張力の方向（赤色矢印）に切開すると、傷が硬い瘢痕となったときに、瘢痕全体に強い力（赤色）がかかっていることがわかる（上図）。しかし、張力と90°異なる向きで切開を行うと、瘢痕に力がかからない（下図）。

（文献1, p43より引用）

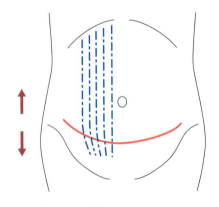

図3 │ 腹部の横切開

傷あとのトラブルを少なくするためには、腹部では縦切開よりも横切開が優れている。

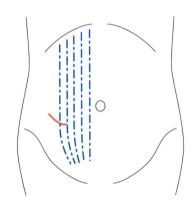

図4 │ 虫垂炎の横切開

虫垂炎の理想的な切開線は横切開である。

2) 腹部正中切開

　腹部正中切開は、術後の瘢痕を考えた場合、合併症のリスクが高い切開線である。しかし腹部正中切開が必要な場合、1箇所でも瘢痕を分断するのがよい。長い創は、それだけ創にかかる力が大きくなるからである。

　教科書的な腹部正中切開は、臍を超えて同側で切開するが、臍下でZ切開あるい

はZ形成術を施行するだけの工夫で創を分断することができる（図5）。皮膚だけZ切開にすればよく，脂肪層から下は通常通りの切開となる。この場合，術後横方向の瘢痕は力がかかりにくいため成熟化が促進される。

3）内視鏡手術

内視鏡手術の場合は，巾着縫合をせずに，水平方向に縫合するとよい。傷を小さくしようとして巾着縫合をすると真皮に力がかかることとなり，ケロイド・肥厚性瘢痕の発症リスクが上がる（図6）。

2. 消化器外科手術の縫合法

軟部組織や皮膚は，できるだけ緊張の少ない状態で縫合すべきであり，縫合で傷害されやすい脂肪組織や，肥厚性瘢痕が生じる真皮はできるだけ愛護的に縫合しなければならない。そのため，筋膜など強固な組織で縫合し，脂肪組織や皮膚にかかる張力を最小限にした縫合を行う必要がある。

1）前鞘縫合

腹部では腹直筋と前鞘の間を剝離し，前鞘同士を0や2-0のポリジオキサノン縫合糸（PDS*Ⅱ）などの吸収糸で縫合する（図7）。糸は結節保持力，抗張力ともに優れているものを選択すべきである。同じエチコン社製の吸収糸でもこの点でPDS*Ⅱは，ポリグラクチン910縫合糸（バイクリル®）よりも優れている。この際，基本

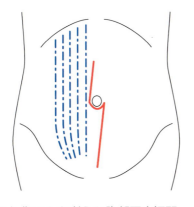

図5 傷あとを考えた腹部正中切開

皮膚だけ臍下でZ切開すればよく，脂肪層から下は通常通りの切開となる。

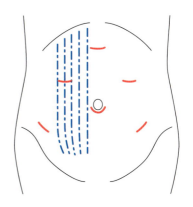

図6 内視鏡挿入のための切開と縫合の向き

腹部では水平方向に切開・縫合するとよく，巾着縫合などは行わない。

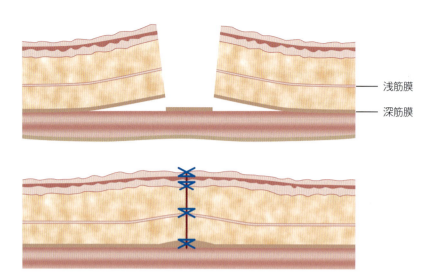

図7 | 腹部の理想的な縫合法

腹部ではしっかりと腹直筋の前鞘同士を縫合し，さらに浅筋膜を縫合する．すると，創縁が自然と寄った状態となるため，その時点から真皮縫合を開始する．

は結節縫合であり，左右の血流が再開しにくい連続縫合は行うべきではない．緊張が強い場合は，水平マットレス縫合にて前鞘を縫合してもよい．また，ノットフリー縫合糸（STRATAFIX®など）を使用してもよい．

皮下脂肪が多い症例の場合，脂肪組織が創縁からはみでるため，最初の皮膚切開の際にあらかじめ三角形に脂肪層を切除しておくのもよい（図8）．

2）浅筋膜縫合

次に，浅筋膜を2-0や3-0ポリジオキサノン縫合糸にて縫合する．脂肪組織の中に白い線維性の「狭義の浅筋膜」が認められるため，これに糸をかけるようにする．このような膜構造は水平方向の血流を有しているため，糸をかけても虚血になることは少ない．一方，脂肪組織は垂直方向の血流を有しているため，糸を大きくかけると容易に虚血となり，脂肪壊死が生じる．

◎

これら深筋膜や浅筋膜のレベルでの縫合が終了すると，真皮縫合をしなくても，創縁が互いにほぼ密着する．創を十分に隆起させて縫合すると，真皮にかかる張力が最小限となる（☞Ⅱ章-5 図9）．

3）真皮縫合

真皮縫合は4-0や5-0ポリジオキサノン縫合糸で，創縁が合った状態から最小限に行う．真皮縫合では，真皮の最下層同士を軽く縫合する程度で十分である．そ

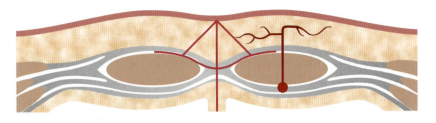

図8 脂肪層の切除
腹直筋前鞘からしっかり縫合していくと，脂肪組織が創縁からはみだしてくるため，あらかじめ図の三角形に含まれる部分の脂肪を切除しておくとよい。

の後，皮膚に炎症反応がほぼ生じない5-0や6-0ポリプロピレン縫合糸やナイロン糸（Prolene®やETHILON®）などの非吸収糸にて表面縫合を行う。表皮から真皮の最上層のみに針を通し，軽く表面を合わせる程度で十分である。

　ダーマボンド®などの縫合用接着剤を利用してもよいが，創面の段差をぴったり合わせるには技術を要し，縫合面に接着剤が流入してしまうこともあるため，注意を要する。

　ステープラーは縫合糸痕が残存することがあり，短期間で抜鉤しなければならず，さらにここからケロイド・肥厚性瘢痕が生じることもあるので，できるだけ用いないようにする。

4) 縫合後の処置

　縫合が終了したら，ワセリン基剤の軟膏を塗布し，ガーゼや各種創傷被覆材を当てる。ガーゼを使用する場合は，メピテル®ワンやエスアイ・メッシュなどドレナージ孔を有するシリコーン素材のメッシュなどをガーゼと創の間に使用すると，ガーゼが創に固着せずよい。

　皮膚を縫いはじめる前に，創縁が自然にくっついている状態をいかにつくれるかがケロイド・肥厚性瘢痕の発症を予防するコツである。

3. 消化器外科手術の創管理

1) 創洗浄

　術後数日が過ぎ，ドレーンが抜ければ，創部のシャワーや水道水による洗浄を開始してよい。出血が止まっていれば毎日の創洗浄は不要であり，汗をかく夏以外は，3M™テガダーム®やオプサイト®，カテリープラス™，パーミエイド®，エアウォール®などのフィルム材を貼付し，1週間程度そのままでもよい。

2) 抜糸

抜糸は2週間前後で行うようにする。消毒薬での消毒は基本的に不要である。排膿を認めるような開放創が共存している場合は，洗浄を主体に，適宜消毒薬や抗菌薬の外用・内服などを使用するとよい。

3) 止血

創縁からの出血が継続する間は，アルギン酸フォーム創傷被覆材など止血効果のある創傷被覆材を利用する方法もあるが，ワセリン基剤などの軟膏で創面を保湿し，血液を吸収するガーゼなどを利用すると簡便である。ただし，軟膏を利用しても翌日にはガーゼが創面に固着することが多いので，トレックス®ガーゼや，メピテル®ワン，エスアイ・メッシュなどのメッシュ状の非固着性ガーゼや，ドレナージ孔を有するソフトシリコーンをガーゼと創の間に利用すると創管理が容易となる。

4. 消化器外科手術の瘢痕管理

抜糸が終了している創においても真皮の創傷治癒は進行しており，瘢痕組織のリモデリングが生じている。この時期に過剰な力学的刺激や不適切な湿潤環境があると，細胞レベルで種々の変化が生じ，過剰な毛細血管の新生や膠原線維の増生が生じることがわかっており，創の安静・保湿が重要である。

腹部では最低3カ月から半年，テープ固定などの創の安静・固定が推奨される。体力回復のための腹筋運動などは肥厚性瘢痕・ケロイドの発症リスクを上昇させる。

抜糸が終了したあと，特に炎症所見がない場合，少しでも創を安静に保つため，サージカルテープ(ニチバン サージカルテープ・ハダや，3M™マイクロポア™，

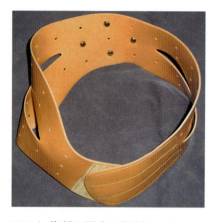 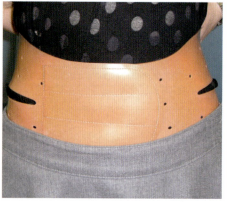

図9 | 腹部の固定に便利なコルセット

腹部の場合，最低3カ月から半年，創の安静・固定が推奨される。

アトファイン™など）や皮膚接合用テープ（ファスナート™や3M™ステリストリップ™），またシリコーンジェルシート（シカケア®，レディケア，メピフォーム®，Fシート®など），ポリエチレンジェルシート（傷あとケアシート），またシリコーンテープ（メピタック®など）による固定を考慮する（☞Ⅱ章-4 図6）。腹帯やコルセットなども創の安静・固定に重要である（図9）。サージカルテープの場合は，表皮損傷を防ぐため剝がれるまで貼り続けるようにし，痒みなどが生じたら，上から副腎皮質ホルモン剤などの軟膏を塗ると，皮膚に到達して効果的である（図10）。トラニラストや柴苓湯などの内服を処方してもよい。

5. ケロイド・肥厚性瘢痕の早期発見

抜糸直後から傷が赤い場合がある。これは創部に炎症があり，未熟な瘢痕の状態を意味する。この場合は，ワセリン基剤の抗菌薬含有軟膏（ゲンタシン®など）や副腎皮質ホルモン剤含有軟膏（リンデロン®-VGなど）を用いて，術後1カ月は保湿や抗菌・抗炎症に努める。このような場合，テープ固定は困難であるためガーゼや各種創傷被覆材を用いる。2～3週間もすれば完全に上皮化し，赤さが消失していくことが多い。その際に前述したテープ固定などを開始する。

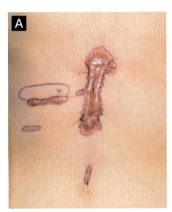
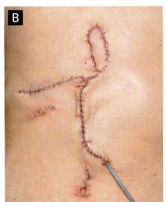
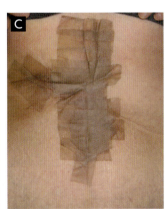
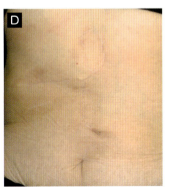

図10 | 腹部のケロイドに対する皮弁手術および術後放射線治療と，紙テープによる固定

A：術前デザイン
B：術直後
C：紙テープによる固定
D：術後2年

術後，紙テープ（サージカルテープ）による固定を半年行った。表皮損傷を防ぐため剝がれるまで貼り続けるようにしてもらい，痒みなどが生じたら，上からリンデロン®-VG軟膏を塗るように指導した。術後2年でケロイドの再発を認めない。

このように創傷治癒が遅延した場合，抜糸から1カ月経過して，瘢痕がさらに赤く隆起してくることがある。これはケロイド・肥厚性瘢痕が形成されるサインである。直ちに副腎皮質ホルモンテープ剤を開始する。

一方，抜糸後テープ固定をすぐに開始でき，経過が順調にみえても，2～3カ月経過してから瘢痕が赤く隆起してくることがある（図11）。これもケロイド・肥厚性瘢痕が形成されるサインで，副腎皮質ホルモンテープ剤を直ちに開始する必要がある。

6. ケロイド・肥厚性瘢痕の治療

ケロイド・肥厚性瘢痕化を認めたら，副腎皮質ホルモンテープ剤を直ちに使用する。予防・治療効果の高いエクラー®プラスターやドレニゾン®テープが保険適用にて処方できる。

1）リスク症例

高血圧を有している患者や若い女性，以前の手術でケロイド・肥厚性瘢痕を形成した既往のある場合などは，今回の手術でもケロイド・肥厚性瘢痕を形成するリスクが高い。抜糸後1カ月もすれば創の哆開を恐れる必要はないため，このようなハイリスク症例では，副腎皮質ホルモンテープ剤を貼ってケロイド・肥厚性瘢痕を予防することが大切である。

特にリスクが高いと判断できない場合は，前述した通常のテープ固定で経過観察をする。少しずつ炎症が持続していた場合，術後2～3カ月で赤く隆起してくることが多いため，このタイミングを見逃さないことが大切である。同時に患者は痛痒さを感じることが多いので，このような自覚症状が出たら要注意であることを説明しておくことが大切である。

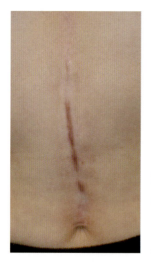

図11 ケロイド・肥厚性瘢痕を形成しつつあるサイン
図のように一部で赤く隆起している部分が出現している状態を発見したら，直ちに副腎皮質ホルモンテープ剤の使用を開始する。治療が早ければ早いほど治療期間が短縮し，傷あとも目立たなくなる。

7. ケロイド・肥厚性瘢痕の専門的施設へ紹介する判断

　副腎皮質ホルモンテープ剤を最低3～6カ月使用し，自覚症状および他覚症状の改善がない場合，ケロイド・肥厚性瘢痕を治療してくれる専門的施設に加療を依頼するとよい．早くから治療を開始すれば保存的治療で完治させることができるが，時間が経過したものには手術および術後放射線治療が有効である（図12，13）．

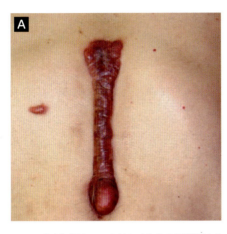 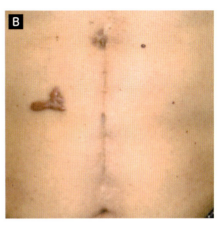

図12 腹部ケロイドに対する手術および術後放射線治療

A：治療前，B：治療後7年
ケロイドを形成して時間が経過しているものは保存的治療が困難であるため，専門的施設で手術および術後放射線治療を施行するのがよい．

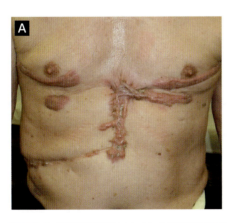 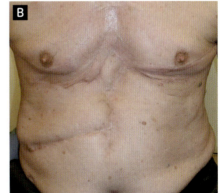

図13 肝臓手術後のケロイドに対する手術および術後放射線治療

A：治療前，B：治療後2年
感染・排膿を繰り返している部分は切除し，放射線治療を行うことでケロイドは治癒する．

◆ 文　献 ◆

1) 瘢痕・ケロイド治療研究会，編：ケロイド・肥厚性瘢痕 診断・治療指針 2018. 全日本病院出版会，2018.

Ⅲ 診療科各論

4 心臓血管外科──前胸部・心臓血管外科手術関連のケロイド・肥厚性瘢痕

1. 心臓血管外科手術の切開線

　縫合創の切開線の方向と，日常動作で皮膚に張力がかかる方向が一致してしまうと，術後経過で線維ができて瘢痕となった創全体に緊張がかかり，炎症が持続し，ケロイド・肥厚性瘢痕発症のリスクが増大する。張力のかかる方向と90°の方向に切開すべきことは先に述べた（☞Ⅲ章-3 図2）。

1）胸部

　胸部の場合は大胸筋の運動で水平方向に力がかかる。ケロイド・肥厚性瘢痕は，胸部では張力がかかる水平方向に増大していく（図1）。すなわち，胸部外科手術における理想的な切開線は，一般的な正中切開である（図2）。

　大動脈解離など緊急を要し，広い術野が必要な手術では創閉鎖に時間を使うことが困難であり，さらに術後に皮膚が伸展しにくい3点縫合の箇所が生じることがあるため，ケロイド・肥厚性瘢痕を発症するリスクが高まる（図3）。その分，術後ケアでケロイド・肥厚性瘢痕を最小限にとどめ，治療することが大切である。

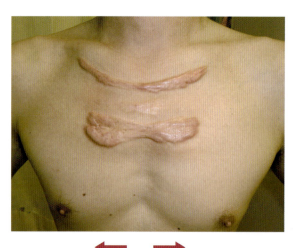

図1 前胸部にかかる力とケロイドの増大方向（赤色矢印）

前胸部では大胸筋の伸展・収縮する方向に皮膚の張力がかかるため，前胸部のケロイドは水平方向に増大する。よって，臨床的には水平方向に力がかからないように工夫しなければならない。

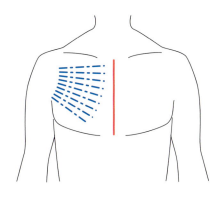

図2 | 胸部正中切開

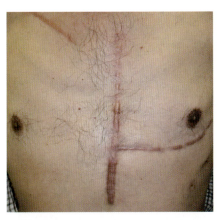
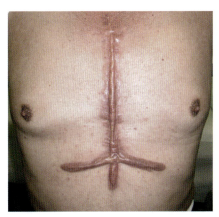
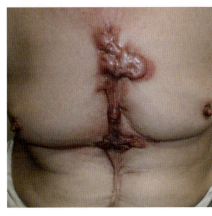

図3 | 胸部外科における侵襲の大きな手術後のケロイド・肥厚性瘢痕

2) 小切開

　　内視鏡などによる小切開，皮膚腫瘍の切除などの小切開では，胸部の部位ごとに適切な切開線を考えると目立たない傷あとになる（図4）。皮膚・皮下組織のみを切開する場合は，大胸筋の線維の方向に切開線が一致しないようにする。肋骨の間から深部にアプローチする場合は，肋骨に沿った切開でよい。
　　側胸部では，腋窩に向かった切開になると大胸筋の伸展・収縮方向と一致してしまうため，ケロイド・肥厚性瘢痕発症のリスクが上がってしまう（図5）。

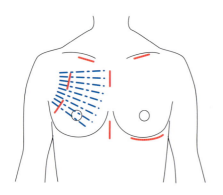

図4 | 胸部外科における傷あとを考えた理想的な小切開

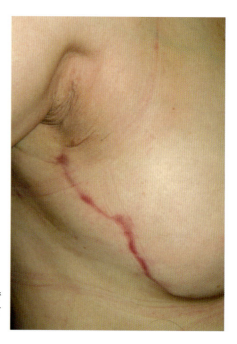

図5 | 腋窩に向かう切開線

腋窩に向かう切開線は，腕を上げる動作で瘢痕に張力がかかるため，炎症が遷延してケロイド・肥厚性瘢痕を発症しやすい。

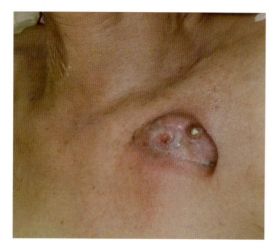

図6 | ペースメーカーの感染を伴う創から生じたケロイド・肥厚性瘢痕

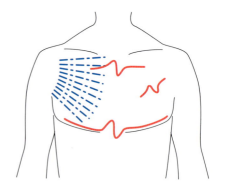

図7 | 前胸部の水平あるいは腋窩に向かってしまう切開線に対する理想的なZ切開あるいはZ形成術

前胸部において，水平の切開あるいは腋窩に向かう切開は，瘢痕にかかる張力が大きくなり良くない。よって，Z切開およびZ形成術にて真皮にかかる力を1箇所でも分断することにより，術後の創傷治癒過程が円滑に進む。

　また，ペースメーカーの埋入において，感染が生じたり皮膚に過剰な緊張が生じたりすると創傷治癒が遅延し，ケロイド・肥厚性瘢痕発症のリスクが高まる（図6）。前胸部は，基本的に縦から斜めの切開が理想であるが（図4），水平の切開線になってしまう場合はZ切開ないし縫合時にZ形成術を行うのが理想である（図7，8）。

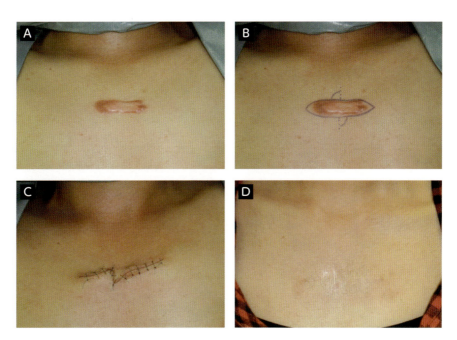

図8 前胸部の小手術におけるZ形成術
A：術前，B：術前（切除とZ形成術のデザイン），C：術直後，D：術後1年半

2. 心臓血管外科手術の縫合法

　軟部組織や皮膚は，できるだけ緊張の少ない状態で縫合すべきである．縫合で傷害されやすい脂肪組織や，ケロイド・肥厚性瘢痕が生じる真皮はできるだけ愛護的に縫合しなければならない．そのため，大胸筋深筋膜や浅筋膜など強固な組織で縫合し，脂肪組織や皮膚にかかる張力を最小限にする．

1) 深筋膜縫合

　胸部の比較的大きな切開では，大胸筋の深筋膜の下，筋肉の上で剥離を行う（図9）．この剥離によって，左右の皮弁状の組織の最下層が深筋膜となる．この深筋膜は強固なので，この層を0や2-0のポリジオキサノン糸縫合（PDS*Ⅱ）などの吸収糸で縫合するとよい．糸は結節保持力，抗張力ともに優れているものを選択すべきである．同じエチコン社製の吸収糸でもこの点でPDS*Ⅱは，ポリグラクチン910縫合糸（バイクリル®）よりも優れている．この際，基本は結節縫合であり，左右の血流が再開しにくい連続縫合は行うべきではない．緊張が強い場合は，水平マットレス縫合にて深筋膜を縫合してもよい．また，ノットフリー縫合糸（STRATAFIX®など）を使用してもよい．

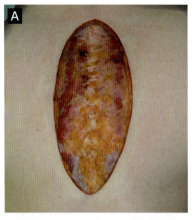
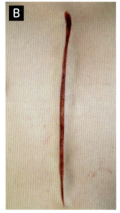
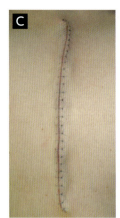
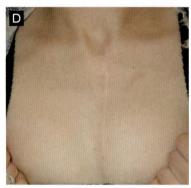

図9 │ 前胸部の縫合
A：術中
B：深筋膜と浅筋膜を縫合したところ
C：真皮縫合と表面縫合の終了時
D：術後2ヵ月
大胸筋の深筋膜を剥離し，大胸筋の深筋膜および浅筋膜層を縫合することで，創縁が互いに密着する状態となる。その時点から真皮縫合を行う。決して真皮縫合で創縁を引っ張って合わせてはならない。

2) 浅筋膜縫合

浅筋膜は2-0や3-0ポリジオキサノン縫合糸にて縫合する。浅筋膜のレベルでの縫合が終了すると，真皮縫合をしなくても，創縁が互いにほぼ密着する。創を十分に隆起させて縫合すると，真皮にかかる張力が最小限となる。

3) 真皮縫合

真皮縫合は4-0や5-0ポリジオキサノン縫合糸で最小限に行う。表皮が自然に密着しない部分のみ真皮縫合を行う。真皮縫合では，真皮の最下層同士を軽く縫合する程度で十分である。その後，皮膚に炎症反応がほぼ生じない6-0ポリプロピレン縫合糸やナイロン糸（Prolene®やETHILON®）などの非吸収糸にて表面縫合を行うが，表皮から真皮の最上層のみに針を通し，軽く表面を合わせる程度で十分である。

ダーマボンド®などの縫合用接着剤を利用してもよいが，創面の段差をぴったり合わせるには技術を要する。縫合面に接着剤が流入してしまうこともあるため注意する。

ステープラーは縫合糸痕が残存することがあり，短期間で抜鉤しなければなら

ず，さらにここから肥厚性瘢痕が生じることもあるので，できるだけ用いないようにする。

4) 縫合後の処置

縫合が終了したら，ワセリン基剤の軟膏を塗布し，ガーゼを当てる。メピテル®ワンやエスアイ・メッシュなどドレナージ孔を有するシリコーン素材のメッシュなどをガーゼと創の間に使用するとよい。

皮膚を縫いはじめる前に，創縁が自然に密着する状態をつくることがケロイド・肥厚性瘢痕の発症予防につながる。

3. 心臓血管外科手術の創管理

1) 創洗浄

術後数日が過ぎ，ドレーンが抜ければ，創部のシャワーや水道水による洗浄を開始してよい。出血が止まっていれば創洗浄を毎日行う必要はなく，汗をかく夏以外は，3M™テガダーム™やオプサイト®，カテリープラス™，パーミエイド®，エアウォール®などのフィルム材を貼付し，1週間程度そのままでもよい。

2) 抜糸

抜糸は2週間前後で行うようにする。消毒薬での消毒は基本的に不要である。排膿を認めるような開放創が共存している場合は主に洗浄を行い，適宜消毒薬や抗菌薬の外用・内服などを使用するとよい。

3) 止血

創縁からの出血が継続する間は，アルギン酸フォーム創傷被覆材など止血効果のある創傷被覆材を利用する。また，ワセリン基剤などの軟膏で創面を保湿し，血液を吸収するガーゼなどを利用すると簡便である。軟膏を利用しても翌日にはガーゼが創面に固着することが多い。創管理を容易にするコツとして，トレックス®ガーゼや，メピテル®ワン，エスアイ・メッシュなどのメッシュ状の非固着性ガーゼや，ドレナージ孔を有するソフトシリコーンをガーゼと創の間に利用するとよい。

4. 心臓血管外科手術の瘢痕管理

抜糸終了後，特に炎症所見がなければ，少しでも創を安静に保つため，サージカルテープ（ニチバン サージカルテープ・ハダや，3M™マイクロポア™，アトファイ

ン™など）や皮膚接合用テープ（ファスナート™や3M™ステリストリップ™），またシリコーンジェルシート（シカケア®，レディケア，メピフォーム®，Fシート®など），ポリエチレンジェルシート（傷あとケアシート），またシリコーンテープ（メピタック®など）による固定を考慮する（☞Ⅱ章-4 図6）。胸帯なども創の安静・固定に重要である。サージカルテープは，表皮損傷を防ぐため剥がれるまで貼り続ける。痒みなどが生じた場合は上から副腎皮質ホルモン剤などの軟膏を塗ると，皮膚に到達して効果的である。トラニラストや柴苓湯などの内服を処方してもよい。

　抜糸が終了している創においても真皮の創傷治癒は進行しており，瘢痕組織のリモデリングが生じている。この時期に過剰な力学的刺激や不適切な湿潤環境があると，細胞レベルで種々の変化が生じ，過剰な毛細血管の新生や，膠原線維の増生が生じることがわかっており，創の安静・保湿が重要である。

　胸部の場合，最低3カ月から半年，テープ固定などの創の安静・固定が推奨される。体力回復のための腕を広げるような（前胸部に力がかかる）運動，たとえば腕立て伏せや水泳，ゴルフなどは肥厚性瘢痕・ケロイドの発症リスクを上昇させるので控えるよう指導する。

5. ケロイド・肥厚性瘢痕の早期発見

　抜糸直後，創部に炎症があり，未熟な瘢痕の状態では傷が赤くなる場合がある。この場合は，ワセリン基剤の抗菌薬含有軟膏（ゲンタシン®など）や副腎皮質ホルモン剤含有軟膏（リンデロン®-VGなど）を用いて，術後1カ月は保湿や抗菌・抗炎症に努める。また，テープ固定は困難であるためガーゼを用いる。2～3週間後，完全に上皮化し，赤さが消失していれば前述したテープ固定などを開始する。創傷治癒が遅延し，瘢痕がさらに赤く隆起するとケロイド・肥厚性瘢痕が形成されるため，直ちに副腎皮質ホルモンテープ剤を開始する。

　抜糸後テープ固定をすぐに開始でき，経過が順調にみえても，2～3カ月してから瘢痕が赤く隆起してくることがある（☞Ⅲ章-3 図11）。ケロイド・肥厚性瘢痕が形成されるこのサインを見逃さず，副腎皮質ホルモンテープ剤を直ちに開始する。

6. ケロイド・肥厚性瘢痕の治療

ケロイド・肥厚性瘢痕化を認めたら，副腎皮質ホルモンテープ剤を直ちに使用する。エクラー®プラスターやドレニゾン®テープが保険適用にて処方でき，予防・治療効果が高い。

1) リスク症例

心臓外科手術後は約半数の患者が，程度の差はあるもののケロイド・肥厚性瘢痕を発症するというデータがある（2019年発表予定）。高血圧を有している患者や若い女性，以前の手術でケロイド・肥厚性瘢痕を形成した既往のある場合などは，今回の手術でもケロイド・肥厚性瘢痕を形成するリスクが高い。抜糸後1カ月もすれば創の哆開を恐れる必要はないため，このようなハイリスク症例では，副腎皮質ホルモンテープ剤を貼ってケロイド・肥厚性瘢痕を予防することが大切である。

特にリスクが高いと判断できない場合は，前述した通常のテープ固定で経過観察をする。少しずつ炎症が持続していると術後2～3カ月で赤く隆起してくることが多いため，このタイミングを見逃さないことが大切である。また，患者は痛痒さを感じることが多いので，このような自覚症状が出たら要注意であることを説明しておく。

7. ケロイド・肥厚性瘢痕の専門的施設へ紹介する判断

副腎皮質ホルモンテープ剤を最低3～6カ月使用しても自覚症状および他覚症状の改善がなければ，ケロイド・肥厚性瘢痕を治療してくれる専門的施設に加療を依頼する。治療開始が早ければ早いほど，保存的治療でも完治する。時間の経ったケロイド・肥厚性瘢痕は，手術および術後放射線治療にて早期に治療できる（図10，☞Ⅱ章-5 図11）。

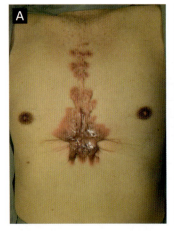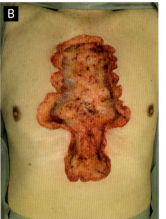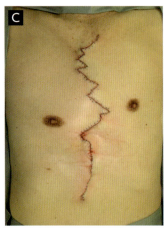
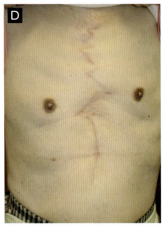

図10 | 感染・排膿を繰り返して大きくなったケロイドに対する手術および術後放射線治療

A：術前，B：ケロイド切除後，C：術直後，D：術後2年

III 診療科各論

5 呼吸器外科——側胸部・呼吸器外科手術関連のケロイド・肥厚性瘢痕

1. 呼吸器外科手術の切開線

　縫合創の切開線の方向と，日常動作で皮膚に張力がかかる方向が一致してしまうと，術後経過で線維ができて瘢痕となった創全体に緊張がかかり，瘢痕の成熟化が遅れ，炎症が持続し，ケロイド・肥厚性瘢痕発症のリスクが増大する。張力のかかる方向と90°の方向に切開すべきことは先に述べた（☞III章-3 図2）。

　前胸部では水平方向の力がかかり，側胸部では上肢の挙上で縦方向に張力がかかりやすい。よって，大胸筋の線維の方向に一致する，腋窩に向かうような切開，肋骨を横断するような切開は，ケロイド・肥厚性瘢痕発症のリスクが高い（図1）。

1）側胸部

　側胸部から背部へ伸ばす切開線では，肋骨下縁から肩甲骨下縁に沿った切開がよい（図2左）が，長くなると瘢痕に力がかかりケロイド・肥厚性瘢痕を発症するリス

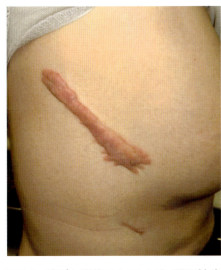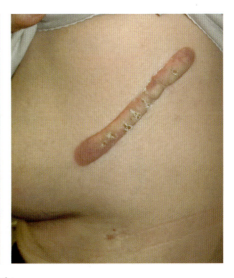

図1 ｜ 肺がん術後のケロイド・肥厚性瘢痕

クは増える（図3）。傷があまりに長くなる場合は，途中でZ切開を入れる，あるいは縫合時にZ形成を行うなどの工夫をしてもよい（図2右）。

また，肋骨を縦に横断するようなアプローチが必要な場合は，Z切開やZ形成術が理想的である（図4，5）。ただし，基本的に肋骨の間から深部にアプローチする切開は，傷あとを考えても合理的な切開であると言える。

2) 小切開

内視鏡や気胸に対するドレーン挿入，皮膚・皮下腫瘍の切除などによる小切開では，胸部の部位ごとに適切な切開線を考えると目立たない傷あとになる。傷を小さくしようとして巾着縫合などをすると，真皮に力がかかり，ケロイド・肥厚性瘢痕

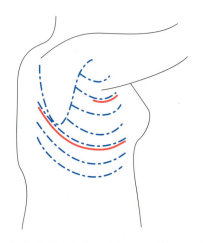

図2｜肋骨に沿った理想的な切開線

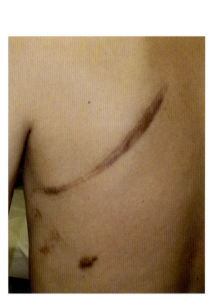

図3｜背部に伸びる長い切開から生じた肥厚性瘢痕

を生じるリスクが大きくなる．さらに，術後に適切な瘢痕のケアがなされていないと，創で炎症が持続しケロイド・肥厚性瘢痕を生じる（図6）。

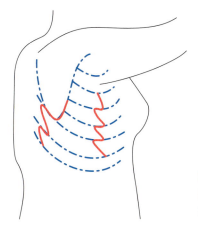

図4 いくつかの肋骨を横断する向きに切開が必要な場合の理想的なZ切開あるいはZ形成術

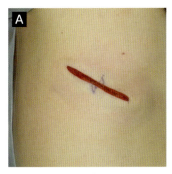 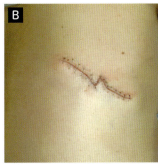 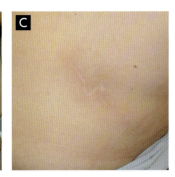

図5 肋骨を横断する向きの切開の際のZ形成術
A：術中Z形成術のデザイン，B：術直後，C：術後1年半
Z形成術で1箇所瘢痕を分断すると，術後の瘢痕ケアが容易となる。

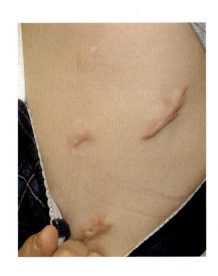

図6 気胸に対する胸腔鏡手術によるケロイド・肥厚性瘢痕

2. 呼吸器外科手術の縫合法

　軟部組織や皮膚は，できるだけ緊張の少ない状態で縫合すべきである。縫合で傷害されやすい脂肪組織や，ケロイド・肥厚性瘢痕が生じる真皮はできるだけ愛護的に縫合しなければならない。そのため，筋膜など強固な組織で縫合し，脂肪組織や皮膚にかかる張力を最小限にする。

1) 深筋膜縫合

　側胸部の比較的大きな切開では，広背筋の深筋膜の下，筋肉の上で剝離を行う。この剝離によって，左右の皮弁状の組織の最下層が深筋膜となる。この深筋膜は強固なので，この層を2-0や3-0のポリジオキサノン縫合糸（PDS*Ⅱ）などの吸収糸で縫合する。糸は結節保持力，抗張力ともに優れているものを選択すべきである。同じエチコン社製の吸収糸でもこの点でPDS*Ⅱは，ポリグラクチン910縫合糸（バイクリル®）よりも優れている。結節縫合を基本とし，左右の血流が再開しにくい連続縫合は行うべきではない。緊張が強い場合は，水平マットレス縫合にて深筋膜を縫合してもよい。また，ノットフリー縫合糸（STRATAFIX®など）を使用してもよい。

2) 皮下組織・脂肪層縫合

　続いて，皮下組織・脂肪層を3-0ポリジオキサノン縫合糸などで縫合する。皮下組織・脂肪層のレベルでの縫合が終了すると，真皮縫合をしなくても，創縁が互いにほぼ密着する。真皮にかかる張力を最小限にするため，創を十分に隆起させて縫合する。

3) 真皮縫合

　4-0や5-0ポリジオキサノン縫合糸を用いて真皮縫合を最小限に行う。表皮が自然に密着しない部分のみ真皮縫合を行う。真皮の最下層同士を軽く縫合する程度で十分である。次に，皮膚に炎症反応がほぼ生じない6-0ポリプロピレン縫合糸やナイロン糸（Prolene®やETHILON®）などの非吸収糸にて表面縫合を行う。表皮から真皮の最上層のみに針を通し，軽く表面を合わせる程度にする。
　ダーマボンド®などの縫合用接着剤は，創面の段差をぴったり合わせるのに技術を要する上，縫合面に接着剤が流入することもあるため，注意が必要である。
　ステープラーは縫合糸痕が残存することがあり，短期間で抜鉤しなければならないため，できるだけ用いないようにする。ここから肥厚性瘢痕が生じることもある。

4) 縫合後の処置

縫合終了後はワセリン基剤の軟膏を塗布し，ガーゼを当てる。メピテル®ワンやエスアイ・メッシュなどドレナージ孔を有するシリコーン素材のメッシュなどをガーゼと創の間に使用するとよい。

3. 呼吸器外科手術の創管理

1) 創洗浄

術後数日が過ぎてドレーンが抜ければ，シャワーや水道水による創部の洗浄を開始できる。出血が止まっている場合は毎日の創洗浄は不要である。汗をかく夏以外は，3M™テガダーム™やオプサイト®，カテリープラス™，パーミエイド®，エアウォール®などのフィルム材を1週間程度は貼り続けてもよい。

2) 抜糸

抜糸は2週間前後で行うようにする。基本的に消毒薬での消毒は不要であるが，排膿を認めるような開放創が共存している場合，洗浄を主体に，消毒薬や抗菌薬の外用・内服などを適宜使用するとよい。

3) 止血

創縁からの出血が続く場合は，止血効果のある創傷被覆材（アルギン酸フォーム創傷被覆材など）を利用する。ワセリン基剤などの軟膏で創面を保湿し，血液を吸収するガーゼなどを利用すると簡便であるが，軟膏を利用しても翌日にはガーゼが創面に固着することが多い。その際，トレックス®ガーゼや，メピテル®ワン，エスアイ・メッシュなどのメッシュ状の非固着性ガーゼや，ドレナージ孔を有するソフトシリコーンをガーゼと創の間に利用すると創管理が容易となる。

皮膚を縫いはじめる前に，創縁が自然にくっついている状態をいかにつくれるかがケロイド・肥厚性瘢痕の発症を予防するコツである。

4. 呼吸器外科手術の瘢痕管理

抜糸が終了し，特に炎症所見がなければテープによる固定で創を安静に保つ。サージカルテープ（ニチバン サージカルテープ・ハダや，3M™マイクロポア™，アトファイン™など）や皮膚接合用テープ（ファスナート™や3M™ステリストリップ™），またシリコーンジェルシート（シカケア®，レディケア，メピフォーム®，Fシート®など），ポリエチレンジェルシート（傷あとケアシート），シリコーンテ

ープ（メピタック®など）を用いる（☞Ⅱ章-4 図6）。胸帯なども創の安静・固定に重要である。表皮損傷を防ぐためサージカルテープは剥がれるまで貼り続けるようにする。痒みなどが生じたら，テープの上から副腎皮質ホルモン剤などの軟膏を塗ると，皮膚に到達して効果的である。トラニラストや柴苓湯などの内服を処方してもよい。

　側胸部〜背部においては最低3カ月から半年，テープ固定などの創の安静・固定が推奨される。体力回復のための腕を動かす（前胸部〜側胸部に力がかかる）運動，たとえば腕立て伏せや水泳，ゴルフなどは肥厚性瘢痕・ケロイドの発症リスクを上昇させるので控えるよう指導する。

◎

　抜糸が終了した創でも真皮の創傷治癒は進行し，瘢痕組織のリモデリングが生じている。この時期に過剰な力学的刺激や不適切な湿潤環境があると，細胞レベルで種々の変化が生じ，過剰な毛細血管の新生や，膠原線維の増生が生じることがわかっており，創の安静・保湿が重要である。

5. ケロイド・肥厚性瘢痕の早期発見

　抜糸直後から傷が赤い場合（創部に炎症があり，未熟な瘢痕の状態），術後1カ月はワセリン基剤の抗菌薬含有軟膏（ゲンタシン®など）や副腎皮質ホルモン剤含有軟膏（リンデロン®-VGなど）を用いて保湿や抗菌・抗炎症に努める。この際，テープ固定は困難であるためガーゼを用いる。2〜3週間経過して完全に上皮化し，赤さが消失したら前述したテープ固定などを開始する。

　創傷治癒が遅延した場合に，瘢痕がさらに赤く隆起するのはケロイド・肥厚性瘢痕が形成されるサインである。直ちに副腎皮質ホルモンテープ剤を開始する。

　また，抜糸後テープ固定をすぐに開始でき，経過が順調にみえても，2〜3カ月してから瘢痕が赤く隆起してくることがある（☞Ⅲ章-3 図11）。これもケロイド・肥厚性瘢痕が形成されるサインであり，副腎皮質ホルモンテープ剤を直ちに開始する必要がある。

6. ケロイド・肥厚性瘢痕の治療

　ケロイド・肥厚性瘢痕化を認めたら，副腎皮質ホルモンテープ剤（予防・治療効果の高いエクラー®プラスターやドレニゾン®テープが保険適用にて処方できる）を直ちに開始する。

1）リスク症例

　　特にリスクが高いと判断できない場合は，通常のテープ固定で経過観察をする。炎症が少しずつ持続していると，術後2～3カ月で赤く隆起してくることが多い。同時に，患者は痛痒さを感じることが多いので，このような自覚症状が出たら要注意であることを説明し，このタイミングを見逃さないことが大切である。
　　高血圧を有している患者や若い女性，以前の手術でケロイド・肥厚性瘢痕を形成した既往のある場合などは，今回の手術でもケロイド・肥厚性瘢痕を形成するリスクが高い。抜糸後1カ月もすれば創の哆開を恐れる必要はなく，このようなハイリスク症例では，副腎皮質ホルモンテープ剤を貼ってケロイド・肥厚性瘢痕を予防することが大切である。

7．ケロイド・肥厚性瘢痕の専門的施設へ紹介する判断

　　最低3～6カ月副腎皮質ホルモンテープ剤を使用する。それでも自覚症状および他覚症状の改善がない場合には，ケロイド・肥厚性瘢痕治療を行う専門的施設に紹介するとよい。

Ⅲ 診療科各論

6 産婦人科・泌尿器科——下腹部・帝王切開や内視鏡関連のケロイド・肥厚性瘢痕

1. 産婦人科・泌尿器科手術の切開線

　縫合創の切開線の方向と，日常動作で皮膚に張力がかかる方向が一致してしまうと，術後経過で線維ができて瘢痕となった創全体に緊張がかかり，瘢痕の成熟化が遅れ，炎症が持続し，ケロイド・肥厚性瘢痕発症のリスクが増大する。これはケロイド・肥厚性瘢痕は張力がかかる方向に増大していくことからわかる。

　基本的には，日常動作で皮膚が引っ張られる方向と90°に直交する方向に切開・縫合するのが最も創のトラブルが少ない（☞Ⅲ章-3 図2）。すなわち，帝王切開を含む下腹部手術における理想的な切開線は横切開である（図1）。縦切開を行う場合は，次に述べるような縫合を心がける必要がある。

　内視鏡を用いた手術では，腹部は多少傷が長くなっても，巾着縫合ではなく横方向に縫合したほうがきれいな傷になる（図2）。

　ケロイド・肥厚性瘢痕の既往がある患者では，切開する際に，下腹部の横のしわに合わせてあらかじめZ切開あるいはZ形成術を行っておくと，瘢痕にかかる力が

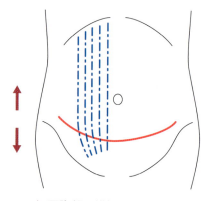

図1 下腹部の横切開
横切開は傷あとのトラブルが縦切開と比べて少ない。

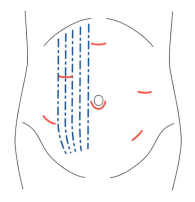

図2 内視鏡の切開線の例
上腹部・臍下部では横に縫合，鼠径に近づくにつれ鼠径の斜めのラインに近づくように縫合するとよい。

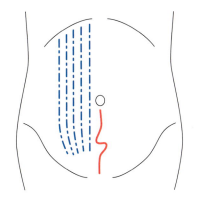

図3 | 下腹部の縦切開

下腹部を縦切開する場合，1箇所でもZ切開やZ形成術で瘢痕を分断すると瘢痕にかかる張力が弱まり，術後のケロイド・肥厚性瘢痕発症リスクが減る。

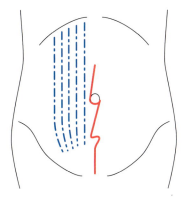

図4 | 下腹部〜上腹部に延ばした長い切開

上腹部につながる切開では，臍下部で1箇所Z切開を入れるとよい。

分断されて術後のケアが楽になる（図3）。また，臍を超えて上腹部に切開線を延ばす際は，臍下部で一度Z切開あるいはZ形成術を行っておくとよい（図4）。

2. 産婦人科・泌尿器科手術の縫合法

縫合における注意点として，軟部組織や皮膚はできるだけ緊張の少ない状態で縫合する，傷害されやすい脂肪組織や肥厚性瘢痕が生じる真皮はできるだけ愛護的に縫合することが挙げられる。そのため，筋膜など強固な組織で縫合し，脂肪組織や皮膚にかかる張力を最小限にする。

1) 前鞘縫合

腹部では腹直筋と前鞘の間を剥離し，前鞘同士を0や2-0のポリジオキサノン縫合糸（PDS*Ⅱ）などの吸収糸で縫合する（☞Ⅲ章-3 図7）。結節保持力，抗張力ともに優れている糸を選択すべきである［同じエチコン社製でも，この点でPDS*Ⅱはポリグラクチン910縫合糸（バイクリル®）よりも優れている］。基本は結節縫合であり，左右の血流が再開しにくい連続縫合は行うべきではない。緊張が強い場合は水平マットレス縫合でもよい。また，ノットフリー縫合糸（STRATAFIX®など）を使用してもよい。

皮下脂肪が多い症例の場合，脂肪組織が創縁からはみでるため，最初の皮膚切開の際にあらかじめ三角形に脂肪層を切除しておくのもよい（☞Ⅲ章-3 図8）。

2) 浅筋膜縫合

その次は，浅筋膜を 2-0 や 3-0 PDS*Ⅱにて縫合する。脂肪組織の中に白い線維性の「狭義の浅筋膜」が認められるため，これに糸をかけるようにする。このような膜構造は水平方向の血流を有しているため，糸をかけても虚血になることは少ない。一方，脂肪組織は垂直方向の血流を有しているため，糸を大きくかけると容易に虚血となり，脂肪壊死が生じる。

◎

これら深筋膜や浅筋膜のレベルでの縫合が終了すると，真皮縫合をしなくても，創縁が互いにほぼ密着する。創を十分に隆起させて縫合すると，真皮にかかる張力が最小限となる（☞Ⅱ章-5 図9）。

3) 真皮縫合

真皮縫合は，4-0 や 5-0 ポリジオキサノン縫合糸で最小限に行う。近年産婦人科領域ではスタンダードとなった真皮縫合だが，皮膚を寄せようとする医師が多い印象を受ける。真皮縫合は創を寄せるのではなく，また表面縫合をしなくてよくするためのものではないと認識することが大切である。真皮縫合で創を寄せれば，真皮に力が加わる。表面縫合をしなくてすむように糸を浅くかければ毛包を閉塞させてしまい，表皮嚢腫などを生じ，そこからケロイド・肥厚性瘢痕が発症する原因をつくってしまう。あくまで，創を寄せるのは皮下および筋膜の縫合の役割である。

表皮が自然に密着しない部分のみ，真皮の最下層同士を軽く縫合するというイメージが良い。その後，皮膚に炎症反応がほぼ生じない 5-0 や 6-0 ポリプロピレン縫合糸やナイロン糸（Prolene®やETHILON®）などの非吸収糸にて表面縫合を行う。表皮から真皮の最上層のみに針を通し，軽く表面を合わせる程度で十分である。

創面の段差をぴったりと合わせるには技術を要するが，ダーマボンド®などの縫合用接着剤を利用してもよい。縫合面に接着剤が流入してしまうこともあるので注意する。

4) 縫合後の処置

縫合が終了したら，ワセリン基剤の軟膏を塗布し，ガーゼを当てる。ガーゼと創の間にメピテル®ワンやエスアイ・メッシュなどドレナージ孔を有するシリコーン素材のメッシュなどを使用するとよい。

皮膚を縫いはじめる前に，創縁が自然にくっついている状態をいかにつくれるかがケロイド・肥厚性瘢痕の発症を予防するコツである。

3. 産婦人科・泌尿器科手術の創管理

1）創洗浄

創部のシャワーや水道水による洗浄は，術後数日が過ぎてドレーンが抜ければ開始してよい。出血が止まっていれば毎日の創洗浄は不要であり，汗をかく夏以外はフィルム材（3M™テガダーム™やオプサイト®，カテリープラス™，パーミエイド®，エアウォール®など）を貼付し，1週間程度そのままでもよい。

2）抜糸

2週間前後で抜糸を行うようにする。消毒薬による消毒は基本的に必要ない。排膿を認める開放創が共存している場合は洗浄を主体として，適宜消毒薬や抗菌薬の外用・内服などを使用するとよい。

3）止血

創縁からの出血が継続する間は，ワセリン基剤などの軟膏で創面を保湿し，血液を吸収するガーゼなどを利用すると簡便である（アルギン酸フォーム創傷被覆材など止血効果のある創傷被覆材を利用する方法もある）。ただし，軟膏を利用しても翌日にはガーゼが創面に固着することが多い。創管理を容易にするため，トレックス®ガーゼや，メピテル®ワン，エスアイ・メッシュなどのメッシュ状の非固着性ガーゼや，ドレナージ孔を有するソフトシリコーンをガーゼと創の間に利用する。

4. 産婦人科・泌尿器科手術の瘢痕管理

抜糸を終えて炎症所見がみられなければ，少しでも創を安静に保つよう，サージカルテープ（ニチバン サージカルテープ・ハダや，3M™マイクロポア™，アトファイン™など）や皮膚接合用テープ（ファスナート™や3M™ステリストリップ™），またシリコーンジェルシート（シカケア®，レディケア，メピフォーム®，Fシート®など），ポリエチレンジェルシート（傷あとケアシート），またシリコーンテープ（メピタック®など）による固定を考慮する（☞Ⅱ章-4 図6）。腹帯やコルセットなども創の安静・固定に重要である（☞Ⅲ章-3 図9）。サージカルテープは表皮損傷を防ぐため剥がれるまで貼り続け，痒みなどが生じたら，上から副腎皮質ホルモン剤などの軟膏を塗ると皮膚に到達して効果的である（☞Ⅲ章-3 図10）。内服として，トラニラストや柴苓湯などを処方してもよい。

抜糸ずみの創においても，真皮の創傷治癒は進行しており瘢痕組織のリモデリングが生じている。このような時期に過剰な力学的刺激や不適切な湿潤環境があると

細胞レベルで種々の変化が生じ，過剰な毛細血管の新生や膠原線維の増生が生じるとされており，創の安静・保湿が重要となる。

下腹部の場合には最低3カ月から半年，テープ固定などの創の安静・固定が推奨される。体力回復のための腹筋運動などは肥厚性瘢痕・ケロイドの発症リスクを上昇させる。

5. ケロイド・肥厚性瘢痕の早期発見

抜糸直後から傷が赤い場合は創部に炎症があり，未熟な瘢痕の状態と言える。したがって，ワセリン基剤の抗菌薬含有軟膏（ゲンタシン®など）や副腎皮質ホルモン剤含有軟膏（リンデロン®-VGなど）を用いて，術後1カ月は保湿や抗菌・抗炎症に努める。テープ固定は困難であるためガーゼを使用する。完全な上皮化には2〜3週間かかるが，赤みは消失していくことが多い。その際には，前述したテープ固定などを開始する。

創傷治癒が遅延すると，瘢痕がさらに赤く隆起してくる場合があり，ケロイド・肥厚性瘢痕が形成されるサインである。すぐに副腎皮質ホルモンテープ剤を開始する。

一方，抜糸後テープ固定をすぐに開始でき，順調な経過をたどっていても，2〜3カ月経って瘢痕が赤く隆起してくることがある（☞Ⅲ章-3 図11）。この場合もケロイド・肥厚性瘢痕が形成されるサインと判断し，副腎皮質ホルモンテープ剤を直ちに開始すべきである。

6. ケロイド・肥厚性瘢痕の治療

ケロイド・肥厚性瘢痕化を認めたら，直ちに副腎皮質ホルモンテープ剤を開始する。エクラー®プラスターやドレニゾン®テープが予防・治療効果が高く，保険適用にて処方できる。

1）リスク症例

ケロイド・肥厚性瘢痕を形成するリスクが高いのは，高血圧を有している患者や若い女性，以前の手術でケロイド・肥厚性瘢痕を形成した既往のある場合などである。抜糸後1カ月もすれば創の哆開を恐れる必要はないため，これらのハイリスク症例では副腎皮質ホルモンテープ剤にてケロイド・肥厚性瘢痕を予防する。ケロイド体質が強く，ひとたび隆起した腫瘤を形成してしまうと（図5），保存的治療での治癒に時間がかかるため，できるだけ早い治療開始が大切である。

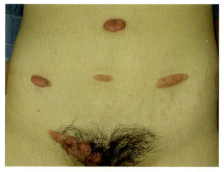
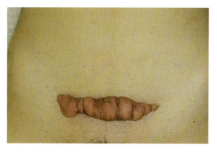
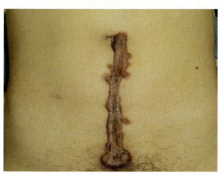

図5 | 保存的治療より観血的治療が優先されるケロイド・肥厚性瘢痕

隆起の強いものは，手術および術後放射線治療を施行するのがよい。

　特にリスクが高いと判断できない症例においては，前述した通常のテープ固定で経過観察をする。重要なのは少しずつ炎症が持続していた場合で，術後2～3カ月で赤く隆起してくることが多いため，このタイミングを見逃さないようにする。患者の自覚症状としては痛痒さを感じることが多い。このような症状が出たら要注意であることを説明しておこう。

7. ケロイド・肥厚性瘢痕の専門的施設へ紹介する判断

　副腎皮質ホルモンテープ剤は最低でも3～6カ月使用し，自覚症状および他覚症状の改善がみられなければ，ケロイド・肥厚性瘢痕を治療してくれる専門的施設に加療を依頼する。

　帝王切開によるケロイド・肥厚性瘢痕の場合は，再度妊娠した際にそのケロイド・肥厚性瘢痕を切除できるため，副腎皮質ホルモンテープ剤を中心とした保存的治療となる。

　これ以上妊娠する可能性がない，がんの治療後十分に時間が経過しており今後再手術の可能性は低い，最終的に傷をきれいにしたいという希望時は，手術および術後放射線治療で整容的にも改善される（図6，7）。

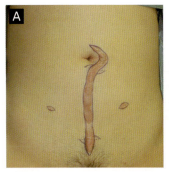
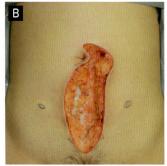
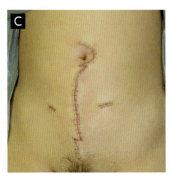

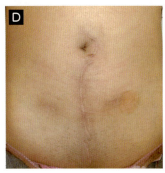

図6 産婦人科手術後のケロイドに対する手術および術後放射線治療

A：術前（切除デザイン）
B：術中
C：術直後
D：術後2年

腹直筋前鞘，浅筋膜を縫合し，臍下部と下腹部に1箇所ずつZ形成術を施行した．術後放射線治療を行い，術後2年経過したが再発は認めていない．

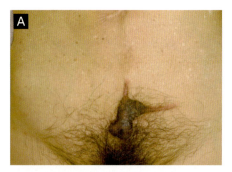
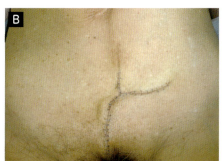
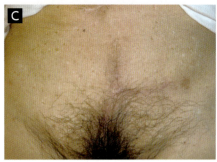

図7 前立腺がん開腹手術後のケロイドに対する手術および術後放射線治療

A：術前
B：術直後
C：術後1年半

排膿を繰り返し疼痛を有していたケロイドで，手術および術後放射線治療にて自覚症状も他覚症状も消失した．

Ⅲ 診療科各論

7 乳腺科 ── 乳腺外科手術関連のケロイド・肥厚性瘢痕

1. 乳腺外科手術の切開線

縫合創の切開線の方向と日常動作で皮膚に張力がかかる方向が一致すると，術後経過で線維ができ瘢痕となった創全体に緊張がかかり，瘢痕の成熟化が遅れ，炎症が持続し，ケロイド・肥厚性瘢痕発症のリスクが増大する。したがって，張力のかかる方向と90°の方向に切開すべきことは先に述べた（☞Ⅲ章-3 図2）。

1）胸部

胸部の場合は上肢の運動で強い力がかかる。大胸筋の線維の方向に90°となるような切開が理想である。よって，乳房温存手術の場合，できるだけ腋窩に向かう切開を避けると瘢痕にかかる張力は軽減する（図1）。

2）小切開

乳房下縁近傍の生検など小さな切開では，基本的に乳房の下縁に沿った切開でよい（図1）。腋窩のセンチネルリンパ節生検など腋窩の切開においても，常に大胸筋の方向を意識することが大切である（図2）。乳房切除の切開が腋窩へ伸びるハルステッド手術のような切開では，腋窩の下で張力がかかる方向に切開線が一致してしまうため，Z形成術などで分断する工夫がよい（図3）。乳腺の部分から腋窩に一直

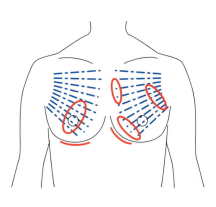

図1 理想的な乳房部分切除切開の向き
大胸筋の線維の方向と90°になるように切開するとよい。

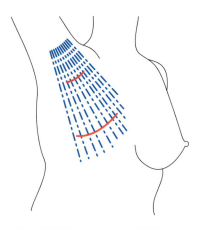
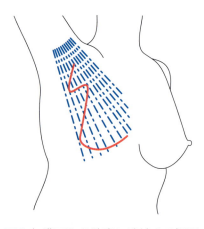

図2 | 理想的な腋窩の切開線
腋窩に向かう切開線は避けるべきである。

図3 | 乳房から腋窩に連続する切開
腋窩に向かう切開は，Z切開やZ形成術にて張力を分断すべきである。

線になる切開線は最も瘢痕にとって良くない。

　手術後に放射線治療を行う場合は，放射線治療によってケロイド・肥厚性瘢痕の発症も予防されるため，切開の向きなどは気にしなくてよい。

2. 乳腺外科手術の縫合法

1) 皮下・軟部組織縫合

　乳房温存手術では，乳腺・皮下組織を切除するため，縫合する皮膚縁が菲薄化することが多い。皮膚を引っ張って創を寄せるのではなく，皮下・軟部組織を2-0や3-0のポリジオキサノン縫合糸（PDS*Ⅱ）などの吸収糸で縫合する。糸は結節保持力，抗張力ともに優れているものを選択すべきである。PDS*Ⅱは，同じエチコン社製の吸収糸でもこの点でポリグラクチン910縫合糸（バイクリル®）よりも優れている。原則として結節縫合で，脂肪層に大きく糸をかけないように注意しながら縫合する。真皮縫合をしなくても，創縁が互いにほぼ密着する状態をつくることがポイントである。

2) 真皮縫合

　ここでは4-0や5-0ポリジオキサノン縫合糸を用いて，表皮が自然に密着しない部分のみ真皮縫合を行う。真皮の最下層同士を軽く縫合する程度で十分である。
　次に，皮膚に炎症反応がほぼ生じない6-0ポリプロピレン縫合糸やナイロン糸（Prolene®やETHILON®）などの非吸収糸にて表面縫合を行う。表皮から真皮の

最上層のみに針を通し，表面を軽く合わせる程度で十分である。
　ダーマボンド®などの縫合用接着剤を利用する場合は，縫合面に接着剤が流入しないように注意する。また，創面の段差をぴったり合わせるには技術を要する。

3）縫合後の処置

　縫合が完了したら，ワセリン基剤の軟膏を塗布し，ガーゼを当てる。このとき，メピテル®ワンやエスアイ・メッシュなどドレナージ孔を有するシリコーン素材のメッシュなどをガーゼと創の間に使用するとよい。
　術後翌日に出血が認められなければ，3M™テガダーム™やオプサイト®，カテリープラス™，パーミエイド®，エアウォール®などのフィルム材や創傷被覆材で保護する。

3. 乳腺外科手術の創管理

1）創洗浄

　術後2〜3日が過ぎ，ドレーンが抜けたらシャワーや水道水による洗浄を行ってもよい。出血が止まっているなら毎日の創洗浄は必要ない。3M™テガダーム™やオプサイト®，カテリープラス™，パーミエイド®，エアウォール®などのフィルム材を1週間程度貼付し続ける。ただし，夏は汗をかくので適宜貼り直す。

2）抜糸

　10日前後で抜糸する。排膿を認めるような開放創が共存している場合は洗浄を主体として適宜消毒薬や抗菌薬の外用・内服などを使用するが，消毒薬での消毒は基本的に不要である。

3）止血

　創縁から出血している間は，アルギン酸フォーム創傷被覆材など止血効果のある創傷被覆材を利用する。簡便な方法として，ワセリン基剤などの軟膏で創面を保湿し，血液を吸収するガーゼなどを利用してもよい。ただし，軟膏を利用しても翌日にはガーゼが創面に固着することが多いので，トレックス®ガーゼや，メピテル®ワン，エスアイ・メッシュなどのメッシュ状の非固着性ガーゼや，ドレナージ孔を有するソフトシリコーンをガーゼと創の間に利用すると容易に創管理できる。

4. 乳腺外科手術の瘢痕管理

　乳房の場合，3カ月程度はテープ固定などの創の安静・固定が推奨される。体力回復のための腹筋運動などは肥厚性瘢痕・ケロイドの発症リスクを上昇させる。

　抜糸が終了していても真皮の創傷治癒は進んでおり，瘢痕組織のリモデリングが生じているため，過剰な力学的刺激や不適切な湿潤環境があると細胞レベルで種々の変化が生じ，過剰な毛細血管の新生や膠原線維の増生が生じる。したがって，この時期は創の安静と保湿が重要である。

　創を少しでも安静に保つため，抜糸が終了して特に炎症所見がなければ，サージカルテープ（ニチバン サージカルテープ・ハダや，3M™マイクロポア™，アトファイン™など）や皮膚接合用テープ（ファスナート™や3M™ステリストリップ™），またシリコーンジェルシート（シカケア®，レディケア，メピフォーム®，Fシート®など），ポリエチレンジェルシート（傷あとケアシート），またシリコーンテープ（メピタック®など）による固定を考慮する（☞Ⅱ章-4 図6）。胸帯なども創の安静・固定に重要である（☞Ⅲ章-3 図9）。サージカルテープの場合は，表皮損傷を防ぐため剝がれるまで貼り続けるようにし，痒みなどが生じたら，上から副腎皮質ホルモン剤などの軟膏を塗ると，皮膚に到達して効果的である（☞Ⅲ章-3 図10）。トラニラストや柴苓湯などの内服を処方してもよい。

5. ケロイド・肥厚性瘢痕の早期発見

　創部に炎症があると未熟な瘢痕として，抜糸直後から傷が赤くなる。この場合は，ワセリン基剤の抗菌薬含有軟膏（ゲンタシン®など）や副腎皮質ホルモン剤含有軟膏（リンデロン®-VGなど）で術後1カ月は保湿や抗菌・抗炎症に努める。また，テープ固定は難しいためガーゼを用いる。ほとんどは2～3週間で完全に上皮化し，赤さが消えていく。その際は前述したテープ固定などを開始する。

　創傷治癒の遅延に伴い，瘢痕がさらに赤くなり隆起してくる場合がある。このケロイド・肥厚性瘢痕形成のサインを見逃さず，直ちに副腎皮質ホルモンテープ剤を開始する。

　一方，抜糸後すぐにテープ固定を開始して経過が順調にみえても，2～3カ月後に瘢痕が赤く隆起してくる場合がある（☞Ⅲ章-3 図11）。これもケロイド・肥厚性瘢痕が形成されるサインであるため，副腎皮質ホルモンテープ剤を直ちに開始する必要がある。

6. ケロイド・肥厚性瘢痕の治療

ケロイド・肥厚性瘢痕であると判断した場合は，すぐに副腎皮質ホルモンテープ剤を開始する．保険適用にて処方できるものとして，予防・治療効果の高いエクラー®プラスターやドレニゾン®テープがある．

1）リスク症例

高血圧を有している患者や若い女性，以前の手術でケロイド・肥厚性瘢痕を形成した既往のある場合などは，ケロイド・肥厚性瘢痕形成のリスクが高い（図4）．このようなハイリスク症例では，抜糸後1カ月もすれば創の哆開の心配はないため，副腎皮質ホルモンテープ剤を貼付しケロイド・肥厚性瘢痕を予防することが大切である．

特にリスクが高いと判断できない場合は，炎症が少しずつ持続していると術後2～3カ月で赤く隆起してくることが多いため，通常のテープ固定で経過観察しながらこのタイミングを見逃さないことが大切である．患者は痛痒さを感じることが多いため，このような自覚症状がみられたら要注意であることを説明しておくことが大切である．

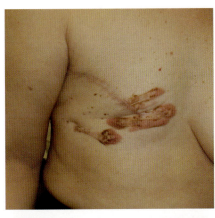
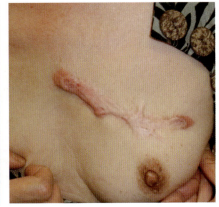
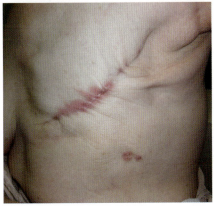

図4 乳腺外科手術後のケロイド・肥厚性瘢痕

乳房手術では放射線治療を行うことが多いため，術後のケロイド・肥厚性瘢痕が生じないことも多いが，ひとたび発生したら早期の治療開始が必要である．

7. ケロイド・肥厚性瘢痕の専門的施設へ紹介する判断

　副腎皮質ホルモンテープ剤を最低3～6カ月使用しても自覚症状および他覚症状の改善がないようなら，専門的施設に紹介するとよい。

　手術および術後放射線治療によって長年の疼痛や瘙痒から解放される患者は多い（図5, 6）。乳房全切除を行い，自家組織で乳房再建を行った場合でも，周囲に肥厚性瘢痕やケロイドが生じることがある。そのような場合，保存的治療にするか観血的治療にするか，患者と相談しながら診療していく（図7）。

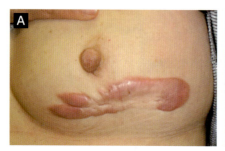
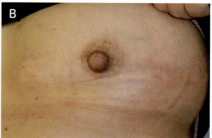

図5 乳がん術後ケロイドに対する手術および術後放射線治療
A：術前，B：手術および術後放射線治療終了後1年半

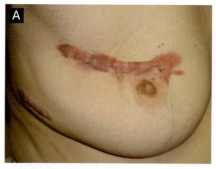
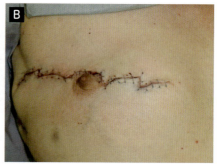
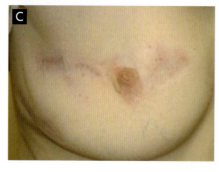

図6 乳がん術後ケロイドに対する
Z形成術および術後放射線治療
A：術前
B：全切除およびZ形成術
C：手術および術後放射線治療終了後2年

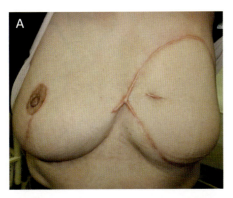
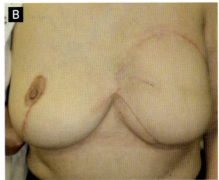
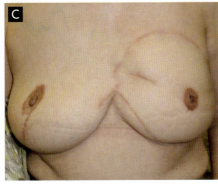

図7 乳房再建後肥厚性瘢痕に対する切除術および乳頭再建

A：自家組織による乳房再建後の肥厚性瘢痕
B：肥厚性瘢痕の切除後半年
C：乳頭形成術後半年

Ⅲ　診療科各論

8　耳鼻科・頭頸部外科・甲状腺外科——耳・頸部・頭頸部がん関連のケロイド・肥厚性瘢痕

1. 耳鼻科・頭頸部外科・甲状腺外科手術の切開線

　縫合創の切開線の方向と日常動作で皮膚に張力がかかる方向が一致した場合，術後経過で線維ができて瘢痕となった創全体に緊張がかかり，創傷治癒（特に瘢痕の成熟化）が遅れ，炎症が持続し，ケロイド・肥厚性瘢痕発症のリスクが増大する。張力のかかる方向と90°の方向に切開すべきことは先に述べた（☞Ⅲ章-3 図2）。

　耳介項部〜側頭部は，日常の動作であまり張力がかかる場所ではないため，特に切開の方向に気を遣う必要はない。しかし，下顎から頸部にかけてはケロイド・肥厚性瘢痕の好発部位であり，広頸筋や胸鎖乳突筋，胸骨舌骨筋などの作用で頸部が伸展する方向に切開線が一致すべきではない。すなわち，頭頸部外科や甲状腺外科手術における頸部の理想的な切開線は，一般的な首のしわに沿った横切開となる（図1）。

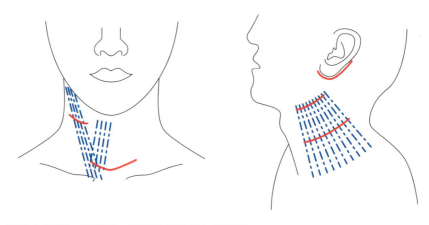

図1｜耳部，下顎部，頸部の理想的な切開線

2. 耳鼻科・頭頸部外科・甲状腺外科手術の縫合法

1) 皮下・軟部組織縫合

　　リンパ節郭清で縫合する皮膚縁が菲薄化した場合は，皮膚を引っ張って創を寄せるのではなく，皮下・軟部組織を2-0や3-0のポリジオキサノン縫合糸（PDS*Ⅱ）などの吸収糸で縫合する。基本は結節縫合であり，脂肪層に大きく糸をかけないように注意しながら縫合する。真皮縫合をしなくても，創縁が互いにほぼ密着する状態をつくるように心がける。糸は結節保持力，抗張力ともに優れているものを選択すべきである。同じエチコン社製の吸収糸でもPDS*Ⅱは，ポリグラクチン910縫合糸（バイクリル®）よりもこの点で優れている。

2) 真皮縫合

　　皮下・軟部組織で，表皮が自然に密着しない部分のみ真皮縫合を行う（4-0や5-0ポリジオキサノン縫合糸で最小限に行う）。ここでは，真皮の最下層同士を軽く縫合する程度で十分である。その後，表面縫合を皮膚に炎症反応がほぼ生じない6-0ポリプロピレン縫合糸やナイロン糸（Prolene®やETHILON®）などの非吸収糸にて行う。表皮から真皮の最上層のみに針を通し，軽く表面を合わせる程度にする。

　　ダーマボンド®などの縫合用接着剤は，創面の段差をぴったり合わせるのに技術が必要とされ，縫合面に接着剤が流入してしまうこともあるため，注意を要する。

3) 縫合後の処置

　　縫合後にはワセリン基剤の軟膏を塗布し，ガーゼを当てる。ポイントとして，メピテル®ワンやエスアイ・メッシュなどドレナージ孔を有するシリコーン素材のメッシュなどをガーゼと創の間に使用するとよい。

　　術後翌日，出血がなければ3M™テガダーム™やオプサイト®などのフィルム材や創傷被覆材で保護する。

3. 耳鼻科・頭頸部外科・甲状腺外科手術の創管理

1) 創洗浄

　　洗浄については，術後2～3日が過ぎ，ドレーンを抜いたあとにシャワーや水道水で開始する。出血がない場合は毎日創洗浄を行わなくてもよい。汗をかかない時期であれば，3M™テガダーム™やオプサイト®，カテリープラス™，パーミエイド®，エアウォール®などのフィルム材を1週間程度は貼ったままでもよい。

2) 抜糸

抜糸は10日前後で行う。原則として消毒薬での消毒は不要である。排膿を認める開放創がある場合は洗浄を行い，消毒薬や抗菌薬の外用・内服などを適宜使用するとよい。

3) 止血

創縁から出血が続く場合は，止血効果のある創傷被覆材（アルギン酸フォーム創傷被覆材など）を使用する方法もある。もしくは，ワセリン基剤などの軟膏で創面を保湿し，血液を吸収するガーゼなどを使用すると簡便である。軟膏を使用した場合，翌日にはガーゼが創面に固着してしまうことが多い。しかし，トレックス®ガーゼや，メピテル®ワン，またエスアイ・メッシュなどのメッシュ状の非固着性ガーゼや，ドレナージ孔を有するソフトシリコーンをガーゼと創の間に利用すると創管理が容易となる。

4. 耳鼻科・頭頸部外科・甲状腺外科手術の瘢痕管理

耳部や頸部は最低3カ月，テープ固定などの創の安静・固定が推奨される。体力回復のためのジムでの運動，頭部を動かす運動などは肥厚性瘢痕・ケロイドの発症リスクを上昇させる。

抜糸したあとで炎症所見がない場合，少しでも創を安静に保つためにサージカルテープ（ニチバン サージカルテープ・ハダや，3M™マイクロポア™，アトファイン™など）や皮膚接合用テープ（ファスナート™や3M™ステリストリップ™），またシリコーンジェルシート（シカケア®，レディケア，メピフォーム®，Fシート®など），ポリエチレンジェルシート（傷あとケアシート），またシリコーンテープ（メピタック®など）による固定を考慮する（☞Ⅱ章-4 図6）。サージカルテープでは表皮損傷の恐れがあるため，剥がれるまで貼り続けるようにする。痒みなどがある場合は，上から副腎皮質ホルモン剤などの軟膏を塗ると皮膚に到達して効果的である（☞Ⅲ章-3 図10）。内服でトラニラストや柴苓湯などを処方してもよい。

抜糸した創でも真皮の創傷治癒が進行し，瘢痕組織のリモデリングが生じている。この時期に過剰な力学的刺激や不適切な湿潤環境があると，様々な変化が細胞レベルで生じ，過剰な毛細血管の新生や膠原線維の増生が生じるため，創の安静・保湿が重要となる。

5. ケロイド・肥厚性瘢痕の早期発見

　　傷が抜糸直後から赤いのは創部に炎症があり，未熟な瘢痕の状態を意味する。この場合は，ワセリン基剤の抗菌薬含有軟膏（ゲンタシン®など）や副腎皮質ホルモン剤含有軟膏（リンデロン®-VGなど）を用いて，術後1カ月は保湿や抗菌・抗炎症に努める。固定にはテープではなくガーゼを用いる。2〜3週間したら多くは完全に上皮化し，赤さが消失していくため，前述したテープ固定などを開始する。

　　このように創傷治癒が遅延して瘢痕がさらに赤く隆起するのはケロイド・肥厚性瘢痕が形成されるサインである。直ちに副腎皮質ホルモンテープ剤を開始する。

　　抜糸後にテープ固定をすぐ開始でき，経過が順調にみえる症例でも，2〜3カ月してから瘢痕が赤く隆起してくることがある（☞Ⅲ章-3 図11）。これもケロイド・肥厚性瘢痕が形成されるサインとして，副腎皮質ホルモンテープ剤を直ちに開始する必要がある。

6. ケロイド・肥厚性瘢痕の治療

　　ケロイド・肥厚性瘢痕化を認めたら，副腎皮質ホルモンテープ剤を直ちに開始する。予防・治療効果の高いエクラー®プラスターやドレニゾン®テープが保険適用にて処方できる。

1）リスク症例

　　以前の手術でケロイド・肥厚性瘢痕を形成した既往のある場合，高血圧患者，若い女性などは，今回の手術でもケロイド・肥厚性瘢痕を形成するリスクが高い（図2，3）。抜糸後1カ月には創の哆開を恐れる必要はなく，これらハイリスク症例では，副腎皮質ホルモンテープ剤を貼ってケロイド・肥厚性瘢痕を予防することが大切である。

　　特にリスクが高いと判断できない症例では，前述した通常のテープ固定で経過観察をする。少しずつ炎症が持続していると術後2〜3カ月で赤く隆起することが多いため，このタイミングを見逃さないようにする。さらに，患者は痛痒さを感じることが多い。このような自覚症状が出たら注意するよう説明しておくことが大切である。

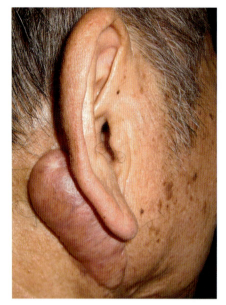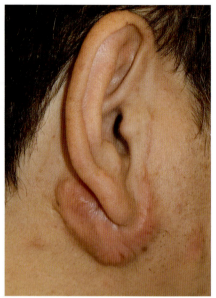

図2 | 耳下腺手術後のケロイド・肥厚性瘢痕

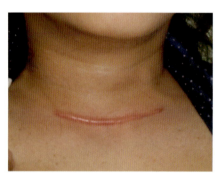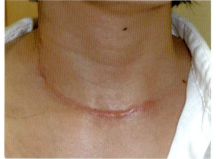

図3 | 甲状腺手術後の肥厚性瘢痕

7. ケロイド・肥厚性瘢痕の専門的施設へ紹介する判断

　ケロイド・肥厚性瘢痕を治療してくれる専門的施設に加療を依頼するのは、副腎皮質ホルモンテープ剤を最低3～6カ月使用し、自覚症状および他覚症状の改善がない場合である。

　頸部でのケロイド・肥厚性瘢痕は、Z形成術を施行するだけでも張力が解除され、治癒することも多い（図4）。耳から頸部に連続する瘢痕は、耳垂基部でZ形成術を行うと、張力が解除される（図5）。

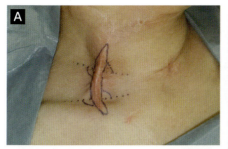
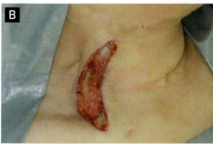
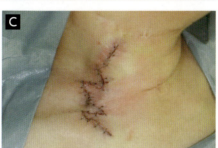
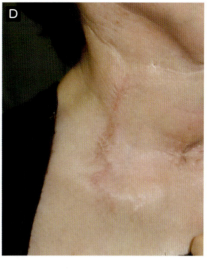

図4 頸部リンパ節郭清後の肥厚性瘢痕・瘢痕拘縮

A：術前デザイン
B：術中
C：術直後
D：術後1年

切開線が頸部の伸展方向に一致した部分に肥厚性瘢痕が生じている。Z形成術で瘢痕拘縮を解除すると，炎症は消失し，成熟瘢痕となる。

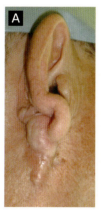
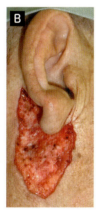
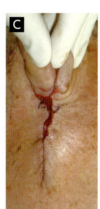
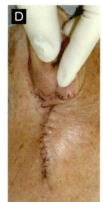
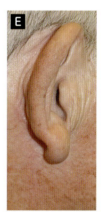

図5 耳から頸部に連続するケロイドに対するZ形成術と術後放射線治療

A：術前
B：術中（ケロイド切除後）
C：術中（Z形成術のデザイン）
D：術直後
E：術後2年

耳垂基部のところでZ形成術を行うことにより，耳と頸部の瘢痕が分断され，瘢痕の成熟化が促進される。

Ⅲ 診療科各論

9 整形外科 —— 関節・整形外科手術関連のケロイド・肥厚性瘢痕

1. 整形外科手術の切開線

　縫合創の切開線の方向と，日常動作で皮膚に張力がかかる方向が一致してしまうと，術後経過で線維ができて瘢痕となった創全体に緊張がかかる。その結果，創傷治癒（特に瘢痕の成熟化）が遅れ，炎症が持続するためケロイド・肥厚性瘢痕発症のリスクが増大する。張力のかかる方向と90°の方向に切開すべきことは先に述べた（☞Ⅲ章-3 図2）。

　すなわち，常に可動する関節部位にアプローチする整形外科では，切開の方向が大切となる。肘や膝では，横切開が理想であるが（図1），さらに長い切開が術野の展開に必要な場合は，関節をまたぐところで1箇所でもZ切開を入れると，術後のケロイド・肥厚性瘢痕の発症リスクは軽減する（図2左）。また，三角弁の先端の血流が不安な場合は，三角弁を鈍角にすればよい（図2右）。

　関節をまたぐ部位を一直線で切開すると，術後，瘢痕は硬くなるため，瘢痕全体に強い張力がかかり，炎症が持続する。その結果ケロイド・肥厚性瘢痕ができやすくなる（図3）。運動量が少なく皮膚にたるみが生じ，張力がかかりにくい高齢者で

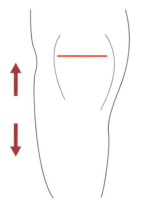

図1 │ 膝関節の横切開
赤色矢印は皮膚に張力がかかる方向を示す。

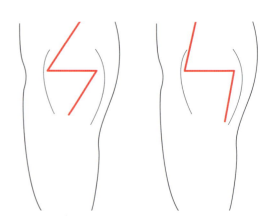

図2 │ ケロイド・肥厚性瘢痕の発症リスクを減らす膝関節のZ切開

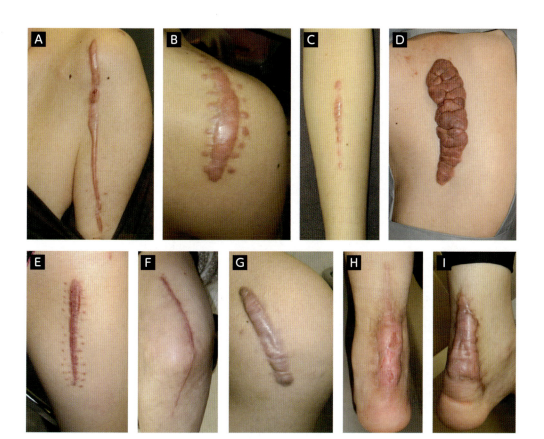

図3 整形外科で扱う部位のケロイド・肥厚性瘢痕
A：上腕前面，B：肩後面，C：前腕，D：背部中央，E：大腿，F：膝，G：膝，H：アキレス腱部，I：アキレス腱部

は問題ないが，若年者ではいっそうリスクが高まる．四肢などでは深部組織の縫合でケロイド・肥厚性瘢痕が生じる真皮を減張することが困難であるため，Z切開やZ形成術の工夫がより必要とされる（図4）．

脊椎の手術では，背部の正中は僧帽筋や広背筋の運動で水平方向に張力がかかるため縦切開が良いが，腰部では前屈・後屈の頭尾側方向の張力が強くなるため水平の横切開が理想的である（図5）．

2. 整形外科手術の縫合法

1）皮下・軟部組織縫合

関節部位は，皮下組織の厚みがそれほどない場合が多い．しかし，皮膚を引っ張って創を寄せればケロイド・肥厚性瘢痕の発症リスクが増大するため，皮膚にできるだけ皮下組織を付着させた状態が理想である．皮下・軟部組織を2-0や3-0のポリジオキサノン縫合糸（PDS*Ⅱ）などの吸収糸で縫合する．結節保持力，抗張力と

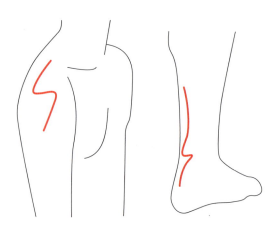

図4 ｜ 肩関節・アキレス腱部におけるZ切開あるいはZ形成術

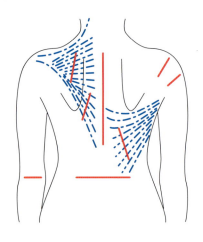

図5 ｜ 背部〜肩甲部〜腰部，肘関節部の瘢痕を考えた理想的な切開ライン

もに優れている糸を選択すべきである。この点でPDS®Ⅱは，同じエチコン社製の吸収糸ポリグラクチン910縫合糸（バイクリル®）よりも優れている。結節縫合を基本として，脂肪層に大きく糸をかけないように注意しながら縫合する。真皮縫合をしなくても創縁が互いにほぼ密着する状態をつくるよう心がける。

2) 真皮縫合

真皮縫合は，4-0や5-0ポリジオキサノン縫合糸を用いて最小限に，皮下・軟部組織で表皮が自然に密着しない部分のみ行う。このとき，真皮の最下層同士を軽く縫合する程度で十分である。その後の表面縫合では，皮膚に炎症反応がほぼ生じない6-0ポリプロピレン縫合糸やナイロン糸（Prolene®やETHILON®）などの非吸収糸を用いる。表皮から真皮の最上層のみに針を通し，軽く表面を合わせる程度で十分である。

縫合用接着剤（ダーマボンド®など）を利用する場合，創面の段差をぴったり合わせるには技術を要し，縫合面に接着剤が流入してしまうこともあるため注意する。

関節内を操作した術後に深部組織と皮膚が癒着してしまうと，それもケロイド・肥厚性瘢痕の原因となる。できるだけ脂肪組織など軟部組織を皮膚の下に入れ込むなどの工夫が必要になる。

3) 縫合後の処置

縫合が終了したらワセリン基剤の軟膏を塗布し，ガーゼを当てる。その際，メピテル®ワンやエスアイ・メッシュなどドレナージ孔を有するシリコーン素材のメッ

シュなどをガーゼと創の間に使用するとよい。
　術後翌日に出血が止まっていれば，3M™テガダーム™やオプサイト®などのフィルム材や創傷被覆材で保護する。

3. 整形外科手術の創管理

1）創洗浄

　術後2〜3日が過ぎてドレーンが抜けたら，創部をシャワーや水道水で洗浄できる。出血が止まっていれば創洗浄を毎日行わなくてもよい。汗をかく夏以外は1週間程度，3M™テガダーム™やオプサイト®，カテリープラス™，パーミエイド®，エアウォール®などのフィルム材を貼付したままでもよい。

2）抜糸

　抜糸は2〜3週間で行うようにする。消毒薬での消毒は基本的に不要であるが，排膿を認めるような開放創が共存している場合は，洗浄を主体に，適宜消毒薬や抗菌薬の外用・内服などを使用するとよい。

3）止血

　創縁からの出血が継続する間は，ワセリン基剤などの軟膏で創面を保湿し，血液を吸収するガーゼなどを利用すると簡便である。アルギン酸フォーム創傷被覆材など止血効果のある創傷被覆材を利用する方法もある。ただし，軟膏を利用しても翌日にはガーゼが創面に固着することが多いため，ガーゼと創の間にトレックス®ガーゼや，メピテル®ワン，またエスアイ・メッシュなどのメッシュ状の非固着性ガーゼや，ドレナージ孔を有するソフトシリコーンを利用すると創管理が容易である。

4. 整形外科手術の瘢痕管理

　抜糸が終わり，特に炎症所見がなければ，創を安静に保つよう，サージカルテープ（ニチバン サージカルテープ・ハダや，3M™マイクロポア™，アトファイン™など）や皮膚接合用テープ（ファスナート™や3M™ステリストリップ™），またシリコーンジェルシート（シカケア®，レディケア，メピフォーム®，Fシート®など），ポリエチレンジェルシート（傷あとケアシート），またシリコーンテープ（メピタック®など）による固定を考慮する。関節はニーブレースや各種サポーターで固定してもよい（図6）。

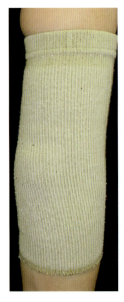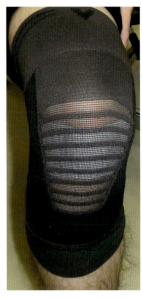

図6 ニーブレースやサポーターによる四肢の関節固定

　サージカルテープ使用時は，剥がれるまで貼り続けると表皮損傷を防げる。痒みなどが生じたら，副腎皮質ホルモン剤などの軟膏を上から塗ると，皮膚に到達して効果を発揮する（☞Ⅲ章-3 図10）。トラニラストや柴苓湯などの内服を処方してもよい。

　真皮の創傷治癒は抜糸が終了している創においても進行しており，瘢痕組織のリモデリングが生じている。そのため，過剰な力学的刺激や不適切な湿潤環境により細胞レベルで種々の変化が生じ，過剰な毛細血管の新生や膠原線維の増生が生じることがわかっており，創の安静・保湿が重要である。

　最低3カ月から半年，テープ固定などの創の安静・固定が推奨される。関節のリハビリテーションは肥厚性瘢痕・ケロイドの発症リスクを上昇させる。しかし，関節機能を回復させるにはリハビリテーションが必須であり，術後早期から開始する場合も多い。そのような場合，副腎皮質ホルモンテープ剤を使用して皮膚自体の炎症をとりながらリハビリテーションすることが大切である。

5. ケロイド・肥厚性瘢痕の早期発見

　抜糸直後から傷が赤い場合（創部に炎症があり，未熟な瘢痕の状態）は，ワセリン基剤の抗菌薬含有軟膏（ゲンタシン®など）や副腎皮質ホルモン剤含有軟膏（リンデロン®-VGなど）を用いて，術後1カ月は保湿や抗菌・抗炎症に努める。このような場合，テープ固定は困難となるためガーゼを用いる。2～3週間で完全に上皮化し，赤さは消失していくことが多く，前述したテープ固定などを開始できる。

創傷治癒が遅延すると，瘢痕がさらに赤く隆起してくることがある。こうなるとケロイド・肥厚性瘢痕が形成されるため，直ちに副腎皮質ホルモンテープ剤を開始する。

また，抜糸後すぐにテープ固定を開始でき，経過が順調にみえても，2～3カ月してから瘢痕が赤く隆起してくることがある（☞Ⅲ章-3 図11）。この場合もケロイド・肥厚性瘢痕が形成されるため，副腎皮質ホルモンテープ剤を直ちに開始する必要がある。

6．ケロイド・肥厚性瘢痕の治療

繰り返しになるが，ケロイド・肥厚性瘢痕化を認めたら，副腎皮質ホルモンテープ剤を直ちに開始する。テープ剤では，予防・治療効果の高いエクラー®プラスターやドレニゾン®テープが保険適用にて処方できる。

1）リスク症例

高血圧を有している患者や若い女性，以前の手術でケロイド・肥厚性瘢痕を形成した既往のある場合などは再びケロイド・肥厚性瘢痕を形成するリスクが高い。抜糸後1カ月で創の哆開の可能性はなくなるため，ハイリスク症例には副腎皮質ホルモンテープ剤を貼って，ケロイド・肥厚性瘢痕を予防することが大切である。整形外科領域では手術部位のリハビリテーションが大切であり，副腎皮質ホルモンテープ剤で皮膚の炎症をとりつつリハビリテーションするとよい。

特にリスクが高いと判断できなければ，前述した通常のテープ固定で経過観察をする。術後2～3カ月で赤く隆起してくるのは少しずつ炎症が持続していた場合であり，このタイミングを見逃さないことが重要である。同時に患者は痛痒さを感じることが多く，このような自覚症状が出たら要注意であることを説明しておくことが大切である。

7．ケロイド・肥厚性瘢痕の専門的施設へ紹介する判断

副腎皮質ホルモンテープ剤を最低3～6カ月使用し，自覚症状および他覚症状の改善を認めなければ，ケロイド・肥厚性瘢痕治療の専門的施設に加療を依頼するとよい。関節部におけるケロイド・肥厚性瘢痕は張力を解除する手術が功を奏することが多いが，術後放射線治療を施行することで，再発率が減少する（図7，8）。

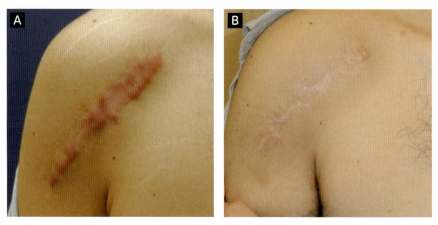

図7 右上腕〜胸部のケロイド・肥厚性瘢痕に対するＺ形成術および術後放射線治療

A：術前，B：術後1年半

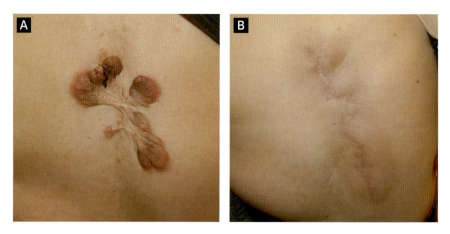

図8 脊椎手術後のケロイドに対するＺ形成術および術後放射線治療

A：術前，B：術後1年半

Ⅲ 診療科各論

10 手外科――前腕・手外科手術関連のケロイド・肥厚性瘢痕

1. 手外科手術の切開線

縫合創の切開線の方向と，手の動きで皮膚に張力がかかる方向が一致してしまうと，術後経過で線維ができて瘢痕となった創全体に緊張がかかり，創傷治癒（特に瘢痕の成熟化）が遅れ，炎症が持続し，ケロイド・肥厚性瘢痕発症のリスクが増大する。よって，張力のかかる方向と90°の方向に切開すべきである（☞Ⅲ章-3 図2）。

1) 前腕

前腕は動きが複雑である。その動きを可視化するためには，前腕に9つの点から成る正方形をマーキングする（図1）。その上で前腕をいろいろ動かすと，回内・回外の運動時に正方形が歪むことがわかる。すなわち，前腕の動きは回内・回外の動きが大きく影響しており，前腕の中央では皮膚は斜めに引っ張られることがわかる（図1）。

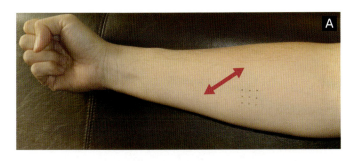
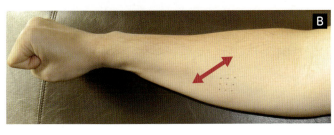

図1 │ 回内・回外・運動したときの前腕皮膚の動き

A：回外，B：回内
赤色矢印は皮膚に張力がかかる方向を示す。

2) 手関節・肘関節部

　　手関節と肘関節部は，長軸方向に引っ張られるため，しわに沿った前腕の短軸方向のいわゆる横切開でよいが，中央部に近づくにつれ斜めに切開すべきであることがわかる（図2）。回内・回外の動きは雑巾をしぼったときのねじれと同じであり（雑巾しぼりの法則），雑巾をしぼったときにできるしわに沿った切開が理想であることがわかる（図3）。

　　手関節の掌側では，前腕の皮膚にかかる張力が簡単に見える。手を尺屈あるいは屈曲すると，図4のような斜めのしわが見える。しわの直上はしわに沿った切開が良いため，手関節のところで一度Z切開をするのが理想である（図5）。さらに切開を前腕の中央に向かって延ばす場合，再度Z切開を入れるとよい（図5）。

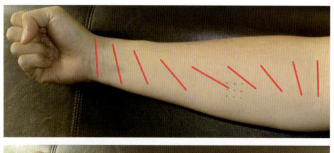
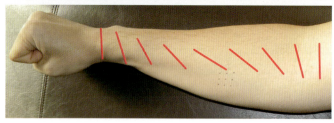

図2 ｜ 前腕の傷あとを目立たなくする切開線

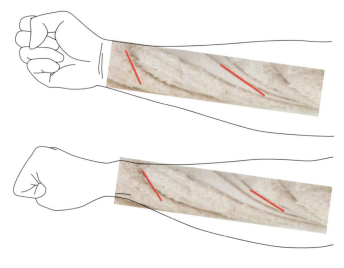

図3 ｜ 雑巾しぼりの法則
理想的な切開線は雑巾をしぼったときにできるしわの方向である。

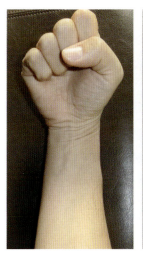 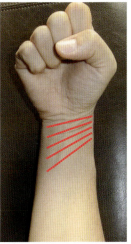 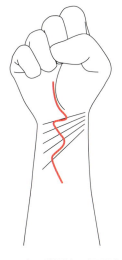

図4 | 手関節を屈曲したときに見えるしわ

図5 | 手関節の切開を前腕に延ばす際のZ切開

2. 手外科手術の縫合法

1) 皮下・軟部組織縫合

　　手関節部位の多くは皮下組織の厚みがあまりないものの，皮膚を引っ張って創を寄せるとケロイド・肥厚性瘢痕の発症リスクが増大するため，できるだけ皮膚に皮下組織を付着させた状態が理想である。

　　皮下・軟部組織の縫合には，結節保持力，抗張力ともに優れている2-0や3-0のポリジオキサノン縫合糸（PDS*Ⅱ）などの吸収糸を使用する。PDS*Ⅱは，同じエチコン社製の吸収糸でもこの点でポリグラクチン910縫合糸（バイクリル®）よりも優れている。基本は結節縫合であり，この際，脂肪層に大きく糸をかけないように注意する。真皮縫合をしなくても，創縁が互いにほぼ密着する状態をつくることが大切である。

2) 真皮縫合

　　真皮縫合は4-0や5-0ポリジオキサノン縫合糸で，最小限に行う。皮下・軟部組織で，真皮の最下層同士を軽く縫合する程度に，表皮が自然に密着しない部分のみ真皮縫合を行う。その後，皮膚に炎症反応がほぼ生じない6-0ポリプロピレン縫合糸やナイロン糸（Prolene®やETHILON®）などの非吸収糸にて表面縫合を行う。表皮から真皮の最上層のみに針を通し，軽く表面を合わせる程度で十分である。

　　ダーマボンド®などの縫合用接着剤を利用する方法もあるが，創面の段差をぴったり合わせるには技術を要し，縫合面に接着剤が流入してしまうこともあるため，

注意が必要である。

手関節内を操作した術後に深部組織と皮膚が癒着してしまうと，それもケロイド・肥厚性瘢痕の原因となる。できるだけ脂肪組織など軟部組織を皮膚の下に入れ込むなどの工夫をするとよい。

3) 縫合後の処置

縫合後の処置として，ワセリン基剤の軟膏を塗布してからガーゼを当てる。メピテル®ワンやエスアイ・メッシュなどドレナージ孔を有するシリコーン素材のメッシュなどをガーゼと創の間に使用するとよい。

術後翌日に出血が認められなければ，3M™テガダーム™やオプサイト®などのフィルム材や創傷被覆材で保護する。

3. 手外科手術の創管理

1) 創洗浄

術後2～3日が過ぎ，ドレーンが抜ければ，創部のシャワーや水道水による洗浄を開始してよい。出血が止まっていれば毎日の創洗浄は不要であり，汗をかく夏以外は，3M™テガダーム™やオプサイト®，カテリープラス™，パーミエイド®，エアウォール®などのフィルム材を貼付し，1週間程度そのままでもよい。

2) 抜糸

抜糸は2週間前後で行うようにする。基本的に消毒薬で消毒する必要はない。排膿を認めるような開放創が共存している場合は洗浄を主体にして，消毒薬や抗菌薬の外用・内服などは適宜使用するとよい。

3) 止血

創縁からの出血が継続している間は，アルギン酸フォーム創傷被覆材など止血効果のある創傷被覆材を利用する。ワセリン基剤などの軟膏で創面を保湿し，血液を吸収するガーゼなどを利用すると簡便である。軟膏を利用しても翌日にはガーゼが創面に固着することが多いので，トレックス®ガーゼや，メピテル®ワン，またエスアイ・メッシュなどのメッシュ状の非固着性ガーゼや，ドレナージ孔を有するソフトシリコーンをガーゼと創の間に利用すると創の管理が容易となる。

4. 手外科手術の瘢痕管理

　抜糸が終了していても，真皮の創傷治癒は進行し瘢痕組織のリモデリングが生じている。この時期に過剰な力学的刺激や不適切な湿潤環境があると，細胞レベルで様々な変化が生じ，過剰な毛細血管の新生や膠原線維の増生が生じるとされている。したがって，最低3カ月から半年はテープ固定などによる創の安静・固定が推奨される。

　関節のリハビリテーションは肥厚性瘢痕・ケロイドの発症リスクを上昇させる。しかし，関節機能を回復させるにはリハビリテーションが必須であり，術後早期から開始する場合も多い。そのような場合，副腎皮質ホルモンテープ剤を使用して皮膚自体の炎症をとりながらリハビリテーションすることが大切である。

　抜糸終了後で特に炎症所見がない場合，少しでも創を安静に保つには，サージカルテープ(ニチバン サージカルテープ・ハダや，3M™マイクロポア™，アトファイン™など)や皮膚接合用テープ(ファスナート™や3M™ステリストリップ™)，またシリコーンジェルシート(シカケア®，レディケア，メピフォーム®，Fシート®など)，ポリエチレンジェルシート(傷あとケアシート)，またシリコーンテープ(メピタック®など)，包帯や各種サポーターによる固定を考慮する。

　サージカルテープの場合は，表皮損傷を防ぐため剥がれるまで貼り続けるようにし，痒みなどが生じたら，上から副腎皮質ホルモン剤などの軟膏を塗ると，皮膚に到達して効果的である(☞Ⅲ章-3 図10)。トラニラストや柴苓湯などの内服を処方してもよい。

5. ケロイド・肥厚性瘢痕の早期発見

　創部に炎症があり，未熟な瘢痕の状態であると抜糸直後から傷が赤くなる。この場合は，ワセリン基剤の抗菌薬含有軟膏(ゲンタシン®など)や副腎皮質ホルモン剤含有軟膏(リンデロン®-VGなど)を用いて，術後1カ月は保湿や抗菌・抗炎症を続ける。また，テープ固定は避けてガーゼを用いる。2～3週間後には完全に上皮化し，赤さが消失していくことが多い。その際に前述したテープ固定などを開始するとよい。

　ケロイド・肥厚性瘢痕が形成されるのはこのように創傷治癒が遅延した場合で，瘢痕はさらに赤く隆起してくる。直ちに副腎皮質ホルモンテープ剤を開始する。

　一方，抜糸後テープ固定をすぐに開始でき，経過が順調にみえても，2～3カ月してから瘢痕が赤く隆起してくることがある。これもケロイド・肥厚性瘢痕が形成されるサインであり，副腎皮質ホルモンテープ剤を直ちに開始する必要がある。

手外科領域では，特にリハビリテーションが重要であるため，創部からケロイド・肥厚性瘢痕は発症しやすい。瘢痕が少しでも硬くなってきたら，エクラー®プラスターやドレニゾン®テープを開始し，瘢痕自体の炎症をとりながらリハビリテーションを行うとよい。

6. ケロイド・肥厚性瘢痕の治療

前述のケロイド・肥厚性瘢痕形成のサインを認めたら，副腎皮質ホルモンテープ剤を直ちに開始する。予防・治療効果の高いエクラー®プラスターやドレニゾン®テープが保険適用にて処方できる。

1) リスク症例

高血圧を有している患者や若い女性，以前の手術でケロイド・肥厚性瘢痕を形成した既往のある患者などは，今回の手術でもケロイド・肥厚性瘢痕を形成するリスクが高くなる。抜糸後1カ月もすれば創の哆開を恐れる必要はないため，このようなハイリスク症例では，副腎皮質ホルモンテープ剤を貼ってケロイド・肥厚性瘢痕を予防することが大切である。

特にリスクが高いと判断できない場合は，通常のテープ固定で様子をみる。炎症が少しずつ持続していると術後2～3カ月で赤く隆起してくることが多いため，このタイミングを見逃さないようにする。また，痛痒さを感じる自覚症状が多く，要注意であることを患者に説明しておくことが大切である。

7. ケロイド・肥厚性瘢痕の専門的施設へ紹介する判断

副腎皮質ホルモンテープ剤を最低3～6カ月使用し，自覚症状および他覚症状の改善がみられない患者については，ケロイド・肥厚性瘢痕を治療してくれる専門的施設へ紹介するとよい。前腕におけるケロイド・肥厚性瘢痕では，炎症の強い（厚みや幅が著しい）場合を除き，通常はZ形成術などでしっかりと張力を解除すると，放射線治療を行わなくても改善することが多い（図6）。

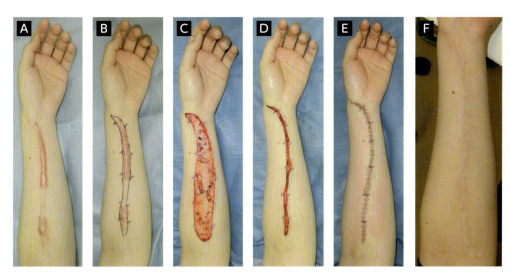

図6 前腕の骨折術後における肥厚性瘢痕に対する切除およびZ形成術

A：術前
B：術前（切除とZ形成術のデザイン）
C：術中（切除直後）
D：術中（皮下縫合終了後，Z形成術のデザイン）
E：術直後
F：術後1年半
前腕の長軸に沿った瘢痕はZ形成術で分断するとよい。

> Ⅲ 診療科各論

11 形成外科・再建外科・美容外科――全身の瘢痕

1. 瘢痕手術の切開線

　　縫合創の切開線の方向と，日常動作で皮膚に張力がかかる方向が一致してしまうと，術後経過で線維ができて瘢痕となった創全体に緊張がかかり，創傷治癒（特に瘢痕の成熟化）の遅延により炎症が持続し，ケロイド・肥厚性瘢痕発症のリスクが上がる．張力のかかる方向と90°の方向に切開すべきことは先に述べた（☞Ⅲ章-3 図2）．しわは皮膚のたるみを意味し，張力のかかる方向と90°の方向にできる．よって，関節などしわの部分では，しわに沿って切開すればよい．全身を扱う形成外科の一般的手術における理想的な切開線を図1に示す．

　　顔の手術では，しわのラインいわゆるrelaxed skin tension line（RSTL）に沿

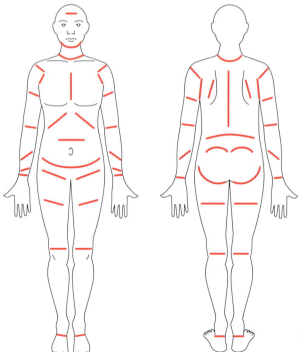

図1 　全身の傷あとを考えた理想的な切開線

えばよい（図2）。顔の筋肉の動きは複雑であるため，皮膚の張力を考えるよりも，しわのラインに沿うことを基本とするのがわかりやすい。しわは皮膚のたるみであり，皮膚が引っ張られる方向と90°のラインとなっていることが多い。

前額部では横切開が良く，眉間の部分は皺鼻筋によって縦じわができるため，縦の切開となる（図3）。

下口唇では，口唇に近い正中部は横，下顎では縦切開となる。頬部では鼻唇溝に沿ったラインが良く，上眼瞼・下眼瞼では水平方向，上口唇では基本的に縦切開となる。しわに沿わない方向に縫合しなければならないときは，W形成術やZ形成術などで分断するとよい（図4，5）。

頸部は首のしわに沿った横切開となる。

胸部・乳房では，大胸筋が水平方向に牽引されるため，垂直方向の切開が理想である。乳房外側上縁から腋窩に続く切開線（ハルステッドの切開線など）は張力のかかる方向と一致するため，それに直交するようにZ形成術を施行する（☞Ⅲ章-4 図8）。

肘関節や膝関節部，足関節部などでは，縦方向に張力がかかるため，関節をまたぐ傷に対してはZ切開で張力を分散する（図6〜8）。

肩甲部は肩の内旋・外旋で水平方向に張力がかかる。できる限り垂直方向の切開が理想であるが，横に切開しなければならないときはZ形成術を行う（☞Ⅱ章-5 図6）。

前腕は動きが複雑である。前腕の動きは回内・回外の動きが大きく影響しており，肘に近い部分は斜め，手首に近づくにつれて徐々に横になることから，「雑巾しぼりの法則」に沿った切開が理想である（☞Ⅲ章-10 図3）。

手関節は一見すると横のしわに見えるが，屈曲や尺屈で斜めのしわが見えてくる

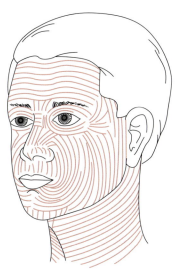

図2｜顔におけるrelaxed skin tension line（RSTL）

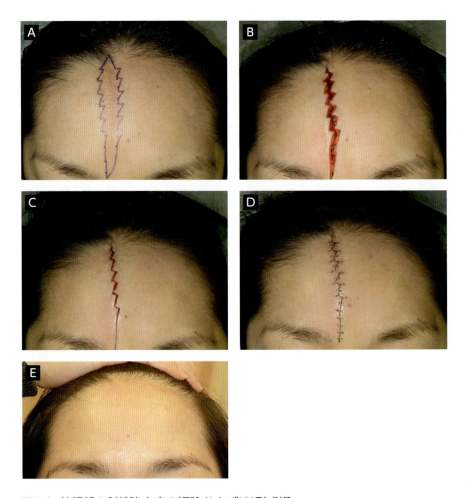

図3 │ 前額部の剣状強皮症の切除およびW形成術

A：術前〔切除およびW形成術（不等辺三角形W形成術）のデザイン〕
B：術中（皮下縫合終了後）
C：術中（真皮縫合終了後）
D：術直後
E：術後1年

前額部では前頭筋の水平方向のしわ，鼻側では皺鼻筋による縦じわに合わせてW形成術をデザインするとよい。水平方向のしわに合わせるため，二等辺三角形ではなく不等辺三角形とするとよい。Z形成術をデザインしてもよい。

ことから，このラインに沿って斜めに切開する（☞Ⅲ章-10 図5）。

　背部〜腰部は，腰から上と下では，張力がかかる方向が異なるため，腰から上は縦切開，下は横切開を考慮する。

　腹部は，腹直筋で縦方向に牽引されるため横切開が良いが，正中切開の際は臍下や下腹部にZ切開を施す（☞Ⅲ章-6 図4）。

　このように，術中に「この場所はどちらに引っ張られるか」を考え，その方向に対して90°の切開線を入れることが重要である。

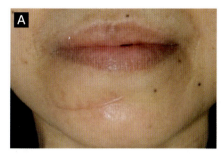
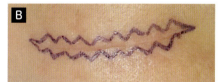
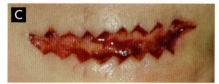
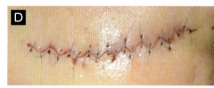
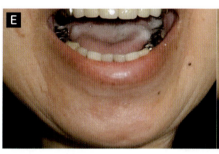
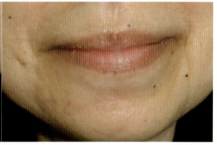

図4 下口唇瘢痕に対するW形成術

A：術前
B：術前〔切除およびW形成術（不等辺三角形W形成術）のデザイン〕
C：術中（瘢痕切除後）
D：術直後
E：術後1年
下口唇や頬部など明確なしわがない部分では，二等辺三角形を幾何学的にデザインしてしまってよい。

2. 瘢痕手術の縫合法

1）皮膚・軟部組織縫合

　皮膚や軟部組織はできるだけ緊張の少ない状態で縫合すべきであり，特に縫合で傷害されやすい脂肪組織やケロイド・肥厚性瘢痕が生じる真皮はできるだけ愛護的に縫合しなければならない。そのため，筋膜など強固な組織で縫合し，脂肪組織や皮膚にかかる張力を最小限にした縫合を行う。

　手関節部位は，皮下組織の厚みがそれほどない場合が多い。しかし皮膚を引っ張って創を寄せれば，ケロイド・肥厚性瘢痕の発症リスクが増大するため，皮膚と皮下組織が剝離されないように，皮膚に皮下組織が付着した状態を切開の時点で維持する。

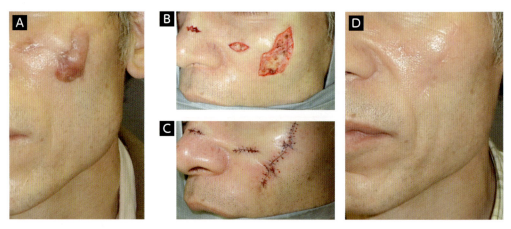

図5 頬部の肥厚性瘢痕に対する切除およびZ形成術

A：術前
B：術前（切除・Z形成術後）
C：術直後
D：術後1年

鼻唇溝の部分を含め2箇所で，長い瘢痕を分断する目的でZ形成術を行った。

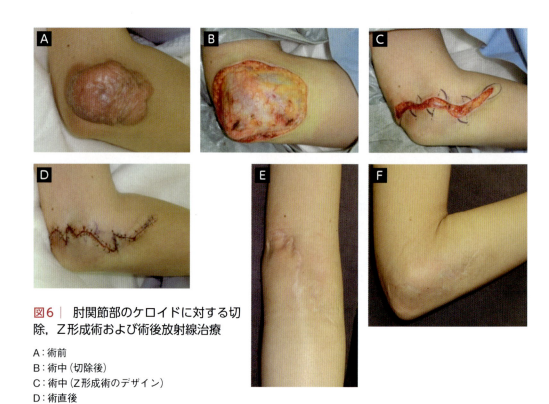

図6 肘関節部のケロイドに対する切除，Z形成術および術後放射線治療

A：術前
B：術中（切除後）
C：術中（Z形成術のデザイン）
D：術直後
E：術後2年（伸展）
F：術後2年（屈曲）

本症例では，炎症の強い増大傾向のあるケロイドを認めていたため，術後放射線治療を行った。

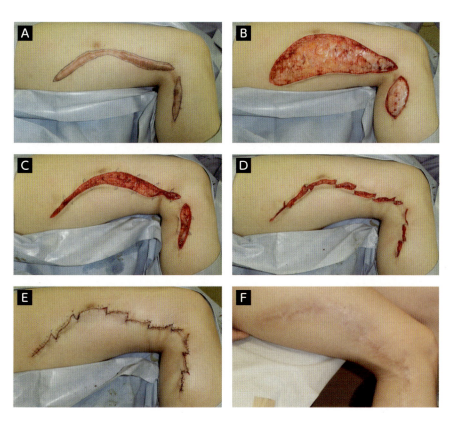

図7 膝関節をまたぐ長いケロイド・肥厚性瘢痕に対する切除およびZ形成術

A：術前（切除デザイン）
B：術中（切除後）
C：術中（Z形成術のデザイン）
D：術中（皮下縫合終了後）
E：術直後
F：術後2年

関節をまたぐ四肢の長軸に沿った創であり，Z形成術で瘢痕にかかる力を分断することが大切である．

2）深筋膜縫合

　体幹など強い張力がかかる部位では，深筋膜の下，筋肉の上で剝離を行う．この剝離によって，左右の皮弁状の組織の最下層が深筋膜となる．この深筋膜は強固なので，この層を2-0や3-0のポリジオキサノン縫合糸（PDS*Ⅱ）などの吸収糸で縫合する．糸は結節保持力，抗張力ともに優れているものを選択すべきである［同じエチコン社製の吸収糸でもこの点でPDS*Ⅱは，ポリグラクチン910縫合糸（バイクリル®）よりも優れている］．このときの基本は結節縫合であり，左右の血流が再開しにくい連続縫合は行うべきではない．緊張が強い場合は，水平マットレス縫合にて深筋膜を縫合してもよい．また，ノットフリー縫合糸（STRATAFIX®など）を使用してもよい．

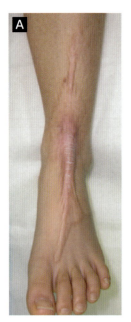 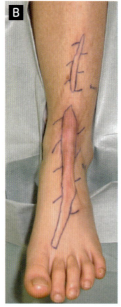 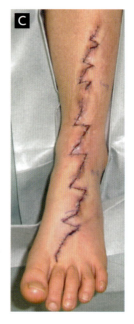 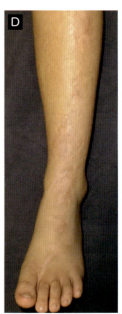

図8 足関節をまたぐ熱傷後肥厚性瘢痕・瘢痕拘縮に対するZ形成術
A：術前
B：術前（切除・Z形成術のデザイン）
C：術直後
D：術後1年半
関節をまたぐ四肢の長軸に沿った創であり，Z形成術で瘢痕にかかる力を分断することが大切である。

3）皮下組織・脂肪層縫合

　その次は，皮下組織・脂肪層を3-0ポリジオキサノン縫合糸などで縫合する。皮下組織・脂肪層のレベルでの縫合が終了すると，真皮縫合をしなくても創縁が互いにほぼ密着する。創を十分に隆起させて縫合させると，真皮にかかる張力が最小限となる。

4）真皮縫合

　真皮縫合は4-0や5-0ポリジオキサノン縫合糸により最小限に行う。表皮が自然に密着しない部分のみ，真皮の最下層同士を軽く縫合する程度で十分である。その後，6-0ポリプロピレン縫合糸やナイロン糸（Prolene®やETHILON®）などの非吸収糸（皮膚に炎症反応がほぼ生じない）にて表面縫合を行う。表皮から真皮の最上層のみに針を通し，表面を軽く合わせる程度で十分である。
　ダーマボンド®などの縫合用接着剤を利用してもよいが，創面の段差をぴったり合わせるには技術を要する。また，縫合面に接着剤が流入してしまうこともあり，注意を要する。
　ステープラーは縫合糸痕が残存することがあり，短期間で抜鉤しなければなら

ず，さらにここから肥厚性瘢痕が生じる場合も考えられるので，できるだけ用いないようにする。

5）縫合後の処置

縫合が終了したら，ワセリン基剤の軟膏を塗布し，ガーゼを当てる。メピテル®ワンやエスアイ・メッシュなどドレナージ孔を有するシリコーン素材のメッシュなどをガーゼと創の間に使用するとよい。

術後翌日に出血が認められなければ，3M™テガダーム™やオプサイト®などのフィルム材や創傷被覆材で保護する。抜糸は，顔であれば1週間前後，関節や前胸部・腹部など力がかかる部位では2週間前後，その他の部位では10日前後で抜糸するとよい。

3. 瘢痕手術の創管理

1）創洗浄

抜糸が終了するまでは，創を清潔に保つ目的で，シャワーや水道水による洗浄が大切である。縫合創であれば，2～3日もすればシャワー洗浄を開始してよい。消毒薬での消毒は基本的に不要である。排膿を認めるような開放創が共存している場合は，消毒薬を使用するとよい。

2）止血

ワセリン基剤などの軟膏で創面を保湿し，血液を吸収するガーゼなどを利用するのが簡便な方法である。創縁からの出血がある間は，アルギン酸フォーム創傷被覆材など止血効果のある創傷被覆材を利用する方法もある。ただし，軟膏を利用しても翌日にはガーゼが創面に固着することが多い。トレックス®ガーゼや，メピテル®ワン，またエスアイ・メッシュなどのメッシュ状の非固着性ガーゼや，ドレナージ孔を有するソフトシリコーンをガーゼと創の間に利用すると，創管理が大変容易となる。

創縁からの出血がほぼ消失する術後1～3日目からは，創傷被覆材が便利である。保湿という観点では，3M™テガダーム™やパーミエイド®などのポリウレタンフィルムで十分であるが，リンパ液などの滲出液が続く場合は，適度に吸収する創傷被覆材を使う。このような密閉療法で重要なのは，創面の湿度を適度に保つことができ，創に固着せず，交換しやすいものを選択することである。交換の際には創の汚染を軽減するために，しっかりと洗浄する。

4. 瘢痕手術の瘢痕管理

　抜糸が終了したあと，炎症所見が特にない場合，少しでも創を安静に保つため，サージカルテープ（ニチバン サージカルテープ・ハダや，3M™マイクロポア™，アトファイン™など）やシリコーンジェルシート（シカケア®，レディケア，メピフォーム®，Fシート®など），ポリエチレンジェルシート（傷あとケアシート），またシリコーンテープ（メピタック®など）による固定を考慮する。胸帯やコルセットなども創の安静・固定に重要である。

　真皮の創傷治癒は抜糸後の創においても進行している。瘢痕組織のリモデリングが生じており，この時期に過剰な力学的刺激や不適切な湿潤環境があると，種々の変化が細胞レベルで生じ，過剰な毛細血管の新生や膠原線維の増生も生じるため，創の安静・保湿が重要である。

　抜糸後は最低3カ月から半年，テープ固定などの創の安静・固定が推奨される。体力回復のための腕立て伏せなど，大胸筋を使う（上肢を動かす）運動などはケロイド・肥厚性瘢痕の発症リスクを上昇させる。サージカルテープの場合は，表皮損傷を防ぐため剝がれるまで貼り続けるようにし，痒みなどが生じたら，上から副腎皮質ホルモン剤などの軟膏を塗ると，皮膚に到達して効果的である（☞Ⅲ章-3 図10）。内服ではトラニラストや柴苓湯などを処方してもよい。

5. ケロイド・肥厚性瘢痕の早期発見

　抜糸直後から傷が赤い場合がある。これは創部に炎症があり，未熟な瘢痕の状態であり，ワセリン基剤の抗菌薬含有軟膏（ゲンタシン®など）や副腎皮質ホルモン剤含有軟膏（リンデロン®-VGなど）を用いて，術後1カ月は保湿や抗菌・抗炎症に努める。この状態で固定する場合，テープでは困難であるためガーゼを用いる。多くは2～3週間もすれば完全に上皮化し，赤さが消失していく。その際，前述したテープ固定などを開始する。

　創傷治癒が遅れると瘢痕がさらに赤くなり，隆起してくることがある。これはケロイド・肥厚性瘢痕が形成されるサインなので，すぐに副腎皮質ホルモンテープ剤を開始する。

　一方，抜糸後にテープ固定をすぐに開始した症例で，経過が順調にみえても，2～3カ月してから瘢痕が赤く隆起してくることがある。これもまたケロイド・肥厚性瘢痕が形成されるサインである。副腎皮質ホルモンテープ剤を直ちに開始する必要がある。

6. ケロイド・肥厚性瘢痕の治療

ケロイド・肥厚性瘢痕化を認めたら，副腎皮質ホルモンテープ剤を直ちに開始する。予防・治療効果の高いデプロドンプロピオン酸エステル製剤（エクラー®プラスター）やフルドロキシコルチド製剤（ドレニゾン®テープ）が保険適用にて処方できる。

1）リスク症例

若い女性，高血圧を有する場合や以前の手術でケロイド・肥厚性瘢痕を形成した既往のある場合などは，今回の手術でもケロイド・肥厚性瘢痕を形成するリスクがあるものとして，副腎皮質ホルモンテープ剤を貼ってケロイド・肥厚性瘢痕を予防することが大切である。抜糸後1カ月もすれば創の哆開を恐れる必要はない。

特にリスクが高いと認められない場合は，前述した通常のテープ固定で経過観察をする。少しずつ炎症が持続していると術後2～3カ月で赤く隆起してくることが多いため，このタイミングを逃さず対応する。患者に対しては，瘙痒さを感じたら要注意であることを説明しておくことが大切である。

7. ケロイド・肥厚性瘢痕の専門的施設へ紹介する判断

副腎皮質ホルモンテープ剤を最低3～6カ月使用し，自覚症状および他覚症状の改善がない場合，ケロイド・肥厚性瘢痕を治療してくれる形成外科の中でもさらに専門的な施設に加療を依頼するとよい。

索引

欧文

A
amelanotic malignant melanoma ☞ 無色素性悪性黒色腫

B
BCG *2*, *55*, *72*
BED（biological effective dose）☞ 生物学的実効線量

C
CO₂レーザー *62*
cutaneous leiomyoma ☞ 皮膚平滑筋腫

D
d-クロルフェニラミンマレイン酸塩・ベタメタゾン配合 *27*
dermato-fibroma ☞ 皮膚線維腫
DFSP（dermatofibrosarcoma protuberans）☞ 隆起性皮膚線維肉腫

E
ETHILON® *50*, *81*, *90*, *98*, *104*, *110*, *117*, *124*, *131*, *142*

F
fibroblastoma ☞ 線維芽細胞腫

J
JSW Scar Scale 2015（JSS2015） *17*

M
mixed tumor of the skin ☞ 皮膚混合腫瘍

N
Nd：YAGレーザー *25*, *60*
nodular scleroderma ☞ 結節性強皮症
NSAIDs軟膏 *28*

O
ODT（occlusive dressing technique）☞ 密封療法

P
PDS*II *48*, *79*, *89*, *98*, *103*, *104*, *110*, *117*, *123*, *131*, *141*
postoperative adjuvant radiation therapy ☞ 術後放射線併用療法
primary radiation therapy ☞ 放射線一次治療
Prolene® *50*, *81*, *90*, *98*, *104*, *110*, *117*, *124*, *131*, *142*
pseudo-lymphoma ☞ 良性皮膚リンパ球腫

R
RSTL（relaxed skin tension line） *136*

S
SCC（squamous cell carcinoma）☞ 有棘細胞癌
SNPs（single nucleotide polymorphism） *12*
STRATAFIX® *48*, *80*, *89*, *98*, *103*, *141*

W
W形成術 *137*

X
xantho-granuloma ☞ 黄色肉芽腫

Z
Z形成術 *44*, *50*, *53*, *55*, *56*, *74*, *88*, *96*, *102*, *109*, *120*, *123*, *134*, *137*
Z切開 *78*, *88*, *96*, *102*, *122*, *130*

和文

あ
アトファイン™ *39*
アルギン酸フォーム創傷被覆材 *82*, *91*, *99*, *105*, *111*, *118*, *125*, *132*, *143*
アルクロメタゾンプロピオン酸エステル *28*
アルメタ® *28*
悪性腫瘍 *16*
圧迫 *37*
安静 *37*, *82*, *92*, *100*, *106*, *112*, *118*, *126*, *144*

い
イブプロフェンピコノール *28*
遺伝 *7*, *12*
一塩基多型 ☞ SNPs
一般施設 *17*
飲酒 *11*

う
運動 *11*, *82*, *92*, *100*, *118*

え
エクラー®軟膏 *30*
エクラー®プラスター *21*, *28*, *30*, *70*
エストロゲン *10*
腋窩の切開 *109*
炎症 *4*
　── 性サイトカイン *11*

お
黄色肉芽腫 *15*
横切開 *116*
大きい病変 *19*

か
カニ爪型 *37*
下顎 *19*, *52*, *69*
下口唇 *137*
下肢 *55*
下腿 *55*
下腹部 *9*, *56*
　── の横切開 *102*
　── の縦切開 *103*

家系 *12*
外用薬 *28*
紙テープ *40*
痒み *26*
患者への説明 *13*
関節 *122*, *136*
鑑別 *15*
顔面 *52*, *136*

き
偽閉経療法 *10*
偽リンパ腫 *15*
傷 *17*
　── の深さ *12*
吸収糸 *117*, *131*, *141*
胸帯 *37*, *92*, *100*
胸部 *109*
　── 手術 *2*
　── 正中切開 *53*, *86*
頰部 *137*

く
くり抜き法 *44*, *53*
クラゲ *2*, *17*
クラビット® *26*
クリーム *28*
クロベタゾールプロピオン酸エステル *29*

け
ケナコルト-A® *34*, *70*
ケロイド *2*
　── の既往 *84*, *93*, *101*, *106*, *113*, *119*, *127*, *134*, *145*
ゲンタシン® *83*, *92*, *100*, *106*, *112*, *119*, *126*, *133*, *144*
経過観察 *84*, *93*, *101*, *107*, *113*, *119*, *127*, *145*
形成外科 *136*
頸部 *53*, *69*
血管新生の抑制 *58*
血流増加 *10*
楔状切除 *44*, *52*

結節性強皮症 15
結節縫合 80, 110, 117, 124, 131
月経不順 34
肩甲部 9, 19, 53, 69
原因 17
減張縫合 47

こ

コルセット 37, 83, 105
呼吸器外科 95
固定 37, 82, 92, 100, 106, 112, 118, 126, 144
抗アレルギー薬 24, 26
抗菌薬含有軟膏 83, 92, 100, 106, 112, 119, 126, 133, 144
高血圧 11, 12, 84, 93, 101, 106, 113, 119, 127, 134, 145
膠原線維 58
甲状腺外科 116
好発部位 9
骨粗鬆症 27

さ

ざ瘡 2, 17, 25, 34, 68
　── の治療 69
サイトカイン 12
サージカルテープ 82, 91, 99, 105, 112, 118, 125, 133, 144
サポーター 37, 125, 133
再建外科 136
再発予防 31
柴苓湯 24
三角弁 122
産婦人科 102

し

シーネ 37
シリコーンジェルシート 42, 83, 92, 99, 105, 112, 118, 125, 133, 144
シリコーンテープ 41, 83, 92, 99, 105, 112, 118, 125, 133, 144
ジェルシート 37

止血 82, 91, 99, 105, 111, 118, 125, 132, 143
四肢 50
脂腺性毛包 69
脂肪層の切除 80
耳介 53
耳垂 52
耳鼻科 116
膝関節 137
　── の横切開 122
手関節 130
手術治療 43
醜状 43
術後のテープ固定 38
術後放射線治療 45, 71, 85, 93, 107, 114, 127
術後放射線併用療法 57
女性 84, 93, 101, 106, 113, 119, 127, 134, 145
消化器外科 77
消化性潰瘍の悪化 27
硝子化した膠原線維 5
照射線量 59
小切開 87, 96, 109
小児 21, 31, 33, 55, 72
上眼瞼 9
上肢 55
上腕部 9, 55
深筋膜縫合 48, 89, 98, 141
滲出液 143
心臓血管外科 86
診断 17
真皮 47
　── 結節 5
　── 縫合 47, 50, 80, 90, 98, 104, 110, 117, 124, 131, 142
　── 網状層 4
人種 6, 12

す

スタデルム® 28
ステープラー 50, 81, 90, 98, 142

スポーツ *20*
水平マットレス縫合 *48*, *80*, *89*, *98*, *141*

せ
セレスタミン®配合錠 *27*
センチネルリンパ節生検 *109*
生活習慣 *19*
生物学的実効線量 *59*
整形外科 *55*, *122*
成熟瘢痕 *58*, *74*
切開線の方向 *77*
切開排膿 *27*
線維芽細胞 *58*
　── 腫 *16*
浅筋膜 *47*
　── 縫合 *50*, *80*, *90*, *104*
専門的施設への紹介 *85*, *93*, *101*, *107*, *114*, *120*, *127*, *134*, *145*
前額部 *137*
前胸部 *9*, *19*, *53*, *69*, *95*
前脛骨部 *9*
前鞘縫合 *79*, *103*
前腕部 *55*, *129*
全摘生検 *15*

そ
ソフトシリコーン *143*
創管理 *81*, *91*, *99*
創傷 *8*
　── 治癒 *4*
　── 治癒遅延 *8*, *12*
　── の深さ *8*
　── の部位 *9*
創洗浄 *81*, *91*, *99*, *105*, *111*, *117*, *125*, *132*, *143*
創の安静・固定 *112*
早期発見 *83*, *92*, *100*, *106*, *112*, *126*, *144*
瘙痒 *114*
足関節 *137*
側胸部 *95*

た
ダーマボンド® *50*, *81*, *90*, *98*, *104*, *111*, *117*, *124*, *131*, *142*
ダンベル型 *37*
多発 *19*
体質 *13*
帯状疱疹 *2*, *17*

ち
恥骨上部 *19*, *56*
治療指針 *21*
肘関節 *130*, *137*
注射薬 *34*
虫垂炎の横切開 *77*
蝶型 *37*
張力 *9*, *37*, *47*, *50*, *53*, *55*, *77*, *86*, *120*, *141*

て
テープ剤による接触皮膚炎 *32*
デプロドンプロピオン酸エステル *21*, *70*
デルモベート® *29*
手外科 *129*
帝王切開 *102*

と
トラニラスト *24*
トリアムシノロンアセトニド *34*, *70*
ドキシサイクリン塩酸塩水和物 *25*
ドレニゾン®テープ *21*, *28*, *30*
頭頸部外科 *116*
頭頂部 *9*
疼痛 *114*
糖尿病 *11*

な
ナイロン糸 *50*, *52*, *81*, *90*, *98*, *104*, *110*, *117*, *124*, *131*, *142*
内視鏡手術 *79*, *102*
内服抗菌薬 *25*
内服副腎皮質ホルモン剤 *27*
内服薬 *24*
軟膏 *28*

149

に

ニチバン サージカルテープ・ハダ *40*
ニーブレース *37*, *125*
乳腺科 *109*
乳房温存手術 *109*
乳房再建 *114*
乳房部分切除 *109*
入浴 *11*
妊娠 *10*

ね

熱傷 *2*
眠気 *26*

の

ノットフリー縫合糸 *48*, *80*, *89*, *98*, *103*, *141*
囊腫 *26*

は

ハルステッド手術 *109*
白内障 *27*, *34*
発汗 *32*
発がん *45*
抜糸 *82*, *91*, *99*, *105*, *111*, *118*, *125*, *132*
瘢痕癌 *16*
瘢痕拘縮 ☞ ひきつれ
瘢痕組織のリモデリング *82*, *92*, *100*, *105*, *112*, *118*, *126*, *133*, *144*

ひ

ひきつれ *43*
ヒドロコルチゾン酪酸エステル *28*
ヒルドイド® *28*
ビーソフテン® *28*
ピアス *2*, *52*
皮下脂肪 *80*
皮下組織・脂肪層縫合 *98*, *142*
皮下・軟部組織縫合 *110*, *117*, *123*, *131*
皮脂分泌 *32*
皮膚悪性腫瘍 *19*
皮膚科 *68*
皮膚混合腫瘍 *15*

皮膚接合用テープ *83*, *92*, *99*, *105*, *112*, *118*, *125*, *133*
皮膚線維腫 *15*
皮膚・軟部組織縫合 *139*
皮膚の伸展・収縮 *37*
皮膚の菲薄化 *34*, *110*, *117*
皮膚平滑筋腫 *15*
皮弁手術 *44*
非吸収糸 *50*, *81*, *90*, *98*, *104*, *110*, *117*, *124*
非固着性ガーゼ *82*, *91*, *99*, *105*, *111*, *118*, *125*, *132*
肥厚性瘢痕 *2*
── の既往 *84*, *93*, *101*, *106*, *113*, *119*, *127*, *134*, *145*
泌尿器科 *102*
美容外科 *136*
表皮囊腫 *15*, *43*
表面縫合 *50*, *52*, *81*, *90*, *98*, *104*, *110*
病理組織 *5*

ふ

フィルム材 *81*, *91*, *99*, *105*, *111*, *118*, *125*
フラクショナルレーザー *62*
フルドロキシコルチド *21*
プレドニゾロン *27*
プレドニン® *27*
プロゲステロン *10*
浮腫 *27*
部位 *19*
副腎皮質ホルモン剤 *34*
── 含有軟膏 *28*, *83*, *92*, *100*, *106*, *112*, *119*, *126*, *133*, *144*
副腎皮質ホルモンテープ剤 *21*, *24*, *28*, *70*, *74*
腹帯 *37*, *83*, *105*
腹直筋 *77*
腹部手術 *2*
腹部正中切開 *56*, *78*
腹部の横切開 *77*
物理的刺激 *12*

へ

ヘパリン類似物質　*28*

ベタメタゾン吉草酸エステル　*28*

ペースメーカーの埋入　*88*

併用療法　*24*

ほ

ホルモン　*12*

ポリウレタンフィルム　*30*

ポリエチレンジェルシート　*83*, *92*, *99*, *105*, *112*, *118*, *125*, *133*, *144*

ポリジオキサノン縫合糸　*48*, *50*, *79*, *80*, *89*, *90*, *98*, *103*, *104*, *110*, *117*, *123*, *131*, *141*

ポリプロピレン縫合糸　*50*, *52*, *81*, *90*, *98*, *104*, *110*, *117*, *124*, *131*, *142*

保湿　*82*, *92*, *106*, *112*, *118*, *126*, *144*

保存的治療　*107*

縫合　*47*

　──用接着剤　*50*, *81*, *90*, *98*, *104*, *111*, *117*, *124*, *131*, *142*

放射線一次治療　*57*

放射線治療　*57*

包帯　*37*, *133*

膀胱炎様症状　*25*

ま

満月様顔貌　*27*

み

ミノサイクリン塩酸塩　*25*

密封療法　*30*

む

無色素性悪性黒色腫　*16*

め

メイクアップ治療　*64*

メピタック®　*41*

メンタルメイクセラピー　*65*

も

毛細血管拡張　*34*

毛包炎　*2*, *17*, *25*, *68*

毛包閉塞　*26*

問診　*17*

ゆ

有棘細胞癌　*16*

り

リザベン®　*24*

リスク症例　*84*, *93*, *101*, *106*, *113*, *119*, *127*, *134*, *145*

リストカット　*55*

リハビリテーション　*126*, *133*

リハビリメイク®　*64*

リンデロン®-VG　*28*, *83*, *92*, *100*, *106*, *112*, *119*, *126*, *133*, *144*

リンパ節郭清　*117*

力学的な負荷　*19*

隆起性皮膚線維肉腫　*16*

良性腫瘍　*15*

良性皮膚リンパ球腫　*15*

緑内障　*27*, *34*

れ

レーザー治療　*60*

レボフロキサシン水和物　*25*

ろ

ロキシスロマイシン　*25*

ロコイド®　*28*

著者

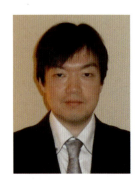

小川　令 *Rei Ogawa*
日本医科大学形成外科学教室　主任教授

経歴
1974年東京都生まれ。
1999年日本医科大学医学部卒業。
2007年から2年間，米国ハーバード大学形成外科創傷治癒・組織工学研究室の客員研究員。
2015年から日本医科大学形成外科学教室主任教授。
メカノバイオロジー・メカノセラピー研究室主宰。
専門は創傷・熱傷・瘢痕・ケロイド治療。

主な所属学会
日本形成外科学会(評議員・専門医)
日本創傷外科学会(理事・専門医)
日本熱傷学会(評議員・専門医)
瘢痕・ケロイド治療研究会(代表理事)
米国外科学会〔American College of Surgeons (ACS):フェロー〕
米国形成外科医師会〔American Association of Plastic Surgeons(AAPS):会員〕
米国形成外科学会〔American Society of Plastic Surgeons(ASPS):会員〕

趣味
ドラムス演奏，Acid Jazz鑑賞，バドミントン，ペット飼育，マイル収集(自称マイラー)，スタートレック(自称トレッキー)，SF・サスペンス映画鑑賞，散歩，温泉。

ここまでできる
ケロイド・肥厚性瘢痕の予防と治療

定価（本体5,000円＋税）
2019年 3月 6日　第1版

著　者　小川　令
発行者　梅澤俊彦
発行所　日本医事新報社　www.jmedj.co.jp
　　　　〒101-8718　東京都千代田区神田駿河台2-9
　　　　電話（販売）03-3292-1555　（編集）03-3292-1557
　　　　振替口座　00100-3-25171
印　刷　日経印刷株式会社

© Rei Ogawa 2019 Printed in Japan
ISBN978-4-7849-5681-4　C3047　¥5000E

・本書の複製権・翻訳権・上映権・譲渡権・公衆送信権（送信可能化権を含む）は
　（株）日本医事新報社が保有します。

JCOPY　〈（社）出版者著作権管理機構　委託出版物〉
本書の無断複写は著作権法上での例外を除き禁じられています．複写される場合は，
そのつど事前に，（社）出版者著作権管理機構（電話 03-3513-6969，FAX 03-3513-6979，
e-mail:info@jcopy.or.jp）の許諾を得てください．

電子版のご利用方法

巻末の袋とじに記載されたシリアルナンバーで，本書の電子版を利用することができます。

手順①：日本医事新報社Webサイトにて会員登録（無料）をお願い致します。
（既に会員登録をしている方は手順②へ）

日本医事新報社Webサイトの「Web医事新報かんたん登録ガイド」でより詳細な手順をご覧頂けます。
www.jmedj.co.jp/files/news/20170221%20guide.pdf

手順②：登録後「マイページ」に移動してください。
www.jmedj.co.jp/mypage/

「マイページ」
↓
マイページ中段の「会員限定コンテンツ」より電子版を利用したい書籍を選び，右にある「SN登録・確認」ボタン（赤いボタン）をクリック

↓
表示された「会員限定コンテンツ」欄の該当する書名の右枠にシリアルナンバーを入力

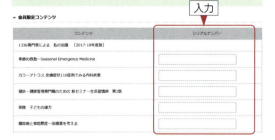

下部の「確認画面へ」をクリック
↓
「変更する」をクリック

会員登録（無料）の手順

1 日本医事新報社Webサイト（www.jmedj.co.jp）右上の「会員登録」をクリックしてください。

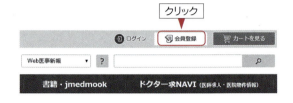

2 サイト利用規約をご確認の上（1）「同意する」にチェックを入れ，（2）「会員登録する」をクリックしてください。

3 （1）ご登録用のメールアドレスを入力し，（2）「送信」をクリックしてください。登録したメールアドレスに確認メールが届きます。

4 確認メールに示されたURL（Webサイトのアドレス）をクリックしてください。

5 会員本登録の画面が開きますので，新規の方は一番下の「会員登録」をクリックしてください。

6 会員情報入力の画面が開きますので，（1）必要事項を入力し（2）「（サイト利用規約に）同意する」にチェックを入れ，（3）「確認画面へ」をクリックしてください。

7 会員情報確認の画面で入力した情報に誤りがないかご確認の上，「登録する」をクリックしてください。